FRAUEN TRAINIEREN *anders*

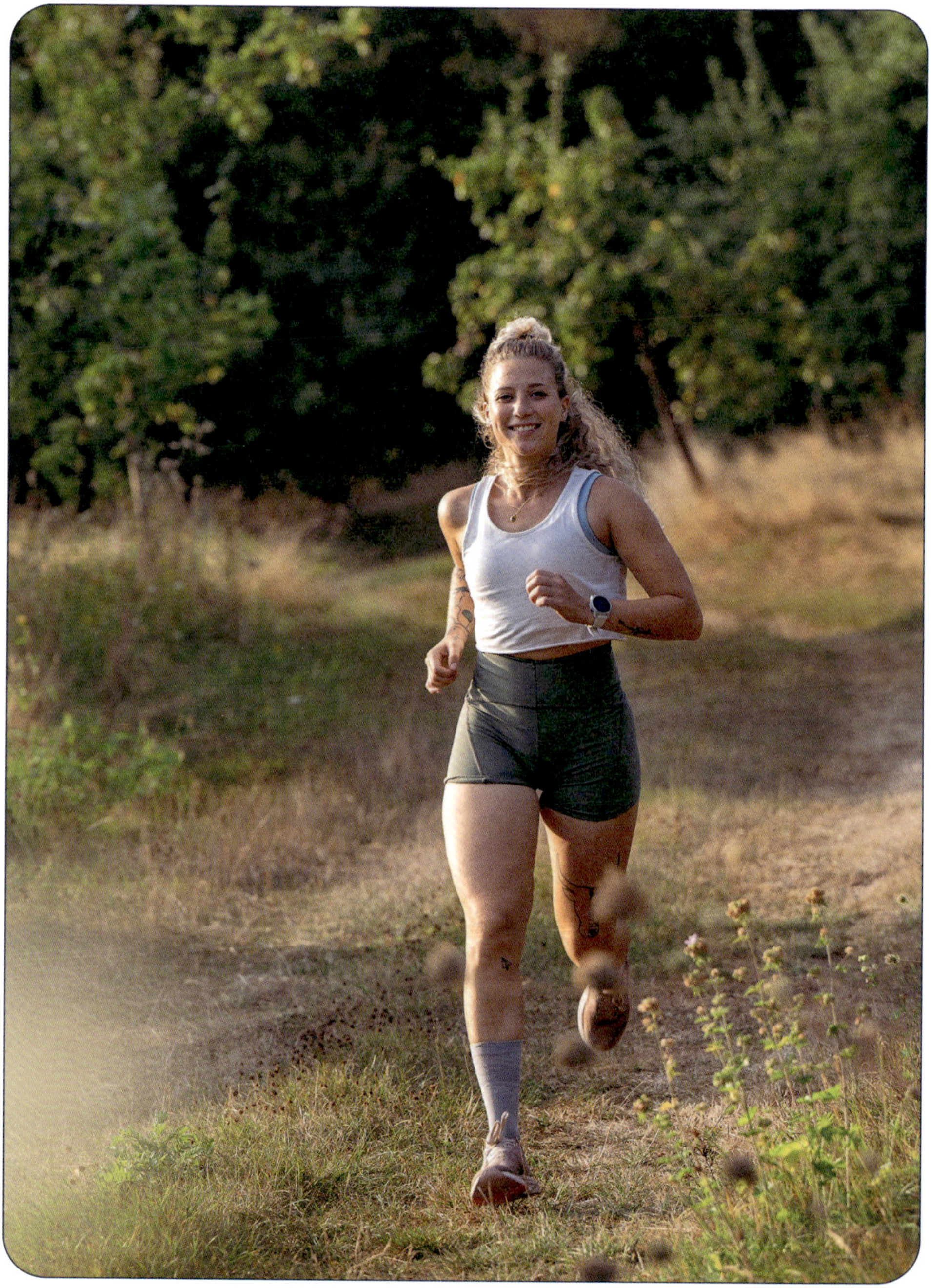

Tabea Lorch

FRAUEN TRAINIEREN *anders*

Fitness und Sport im Einklang mit deinen Hormonen

Haben Sie Fragen an den Mankau Verlag?
Anregungen zum Buch?
Erfahrungen, die Sie mit anderen teilen möchten?

Besuchen Sie unsere sozialen Netzwerke:
www.mankau-verlag.de/forum

mankau

Impressum

Bibliografische Information der Deutschen Nationalbibliothek
Die Deutsche Nationalbibliothek verzeichnet diese Publikation in der Deutschen Nationalbibliografie; detaillierte bibliografische Daten sind im Internet über http://dnb.d-nb.de abrufbar.

Tabea Lorch
Frauen trainieren anders
Fitness und Sport im Einklang mit deinen Hormonen
ISBN 978-3-86374-751-0
2. Auflage 2026 (1. Aufl. 2025)

Mankau Verlag GmbH
Pfarrgasse 1
D-82497 Unterammergau
kontakt@mankau-verlag.de
Im Netz: www.mankau-verlag.de
Soziale Netzwerke: www.mankau-verlag.de/forum

Lektorat: Redaktionsbüro Julia Feldbaum, Augsburg
Endkorrektorat: Susanne Langer-Joffroy M. A., Germering
Cover/Umschlaggestaltung: © Andrea Janas | andreajanas.com
Innenteil (Layout, Satz, Bildredaktion): Lydia Kühn, Aix-en-Provence, Frankreich

Bildnachweis:
Alle Fotos und Videos der Übungsreihen mit Tabea Lorch: © **Charlotte Bösling**
© **stock.adobe.com** 11, 31, 44, 71, 109, 121, 123, 126, 154, 169, 180, 185: Christian Horz; 20, 45, 129, 148, 161: Olga Rai; 23: nasharaga; 26: Anna; 32 + 166 (Bildkompo.): AJENGFITIASARI + pikovit; 36, 51, 77: berkahlineart; 37: YanaBerezh; 52: nenetus; 54: isdiyono; 56: Natvc; 60: mitay20; 66: GarkushaArt; 69: Emilia; 102: Yana; 103: Main; 106: Seventyfour; 119: OneLineStock; 124: ngupakarti; 131: Audrey Heredia; 134, 137: sahs94; 140: Наталья Дьячкова; 150: Danko; 151 (angepasst): Kooto; 153: DOROTHEA; 160: Olena; 167: MdOmar; 171: MuhammadZulfan; 178: YURII Seleznov; 186: prezent
© **Lydia Kühn** 40, 49
© **Tabea Lorch** 95

Druck: Westermann Druck Zwickau GmbH, Zwickau/Sachsen

MIX
Papier | Fördert gute Waldnutzung
FSC® C110508
www.fsc.org

Wichtiger Hinweis des Verlags:
Die Autorin hat bei der Erstellung dieses Buches Informationen und Ratschläge mit Sorgfalt recherchiert und geprüft, dennoch erfolgen alle Angaben ohne Gewähr; Verlag und Autorin können keinerlei Haftung für etwaige Schäden oder Nachteile übernehmen, die sich aus der praktischen Umsetzung der in diesem Buch dargestellten Inhalte ergeben. Bitte respektieren Sie die Grenzen der Selbsthilfe, und suchen Sie bei Erkrankungen oder auffälligen Verhaltensstörungen einen erfahrenen Arzt oder Therapeuten auf.

Inhalt

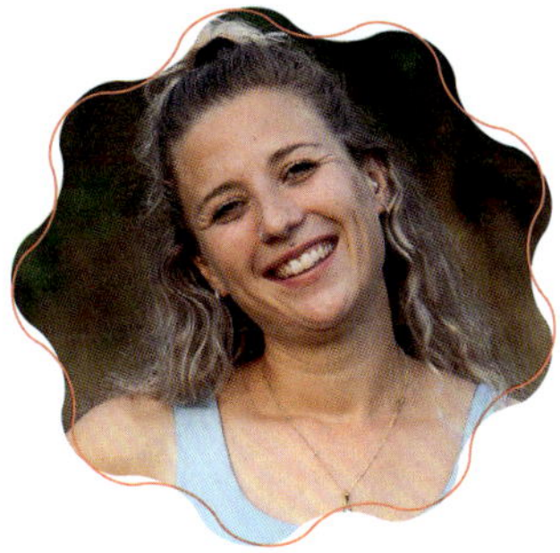

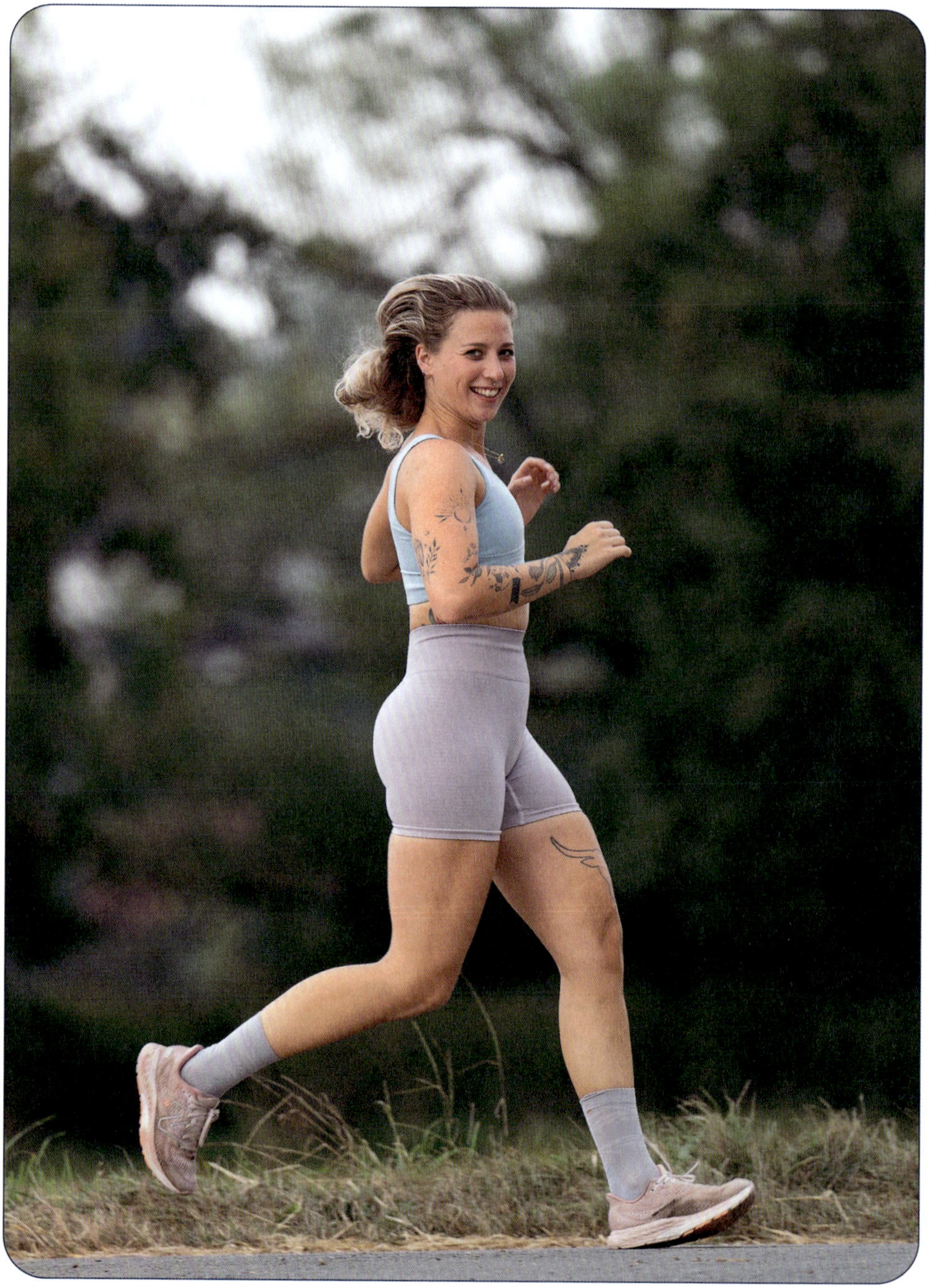

Wir brauchen Gleichberechtigung

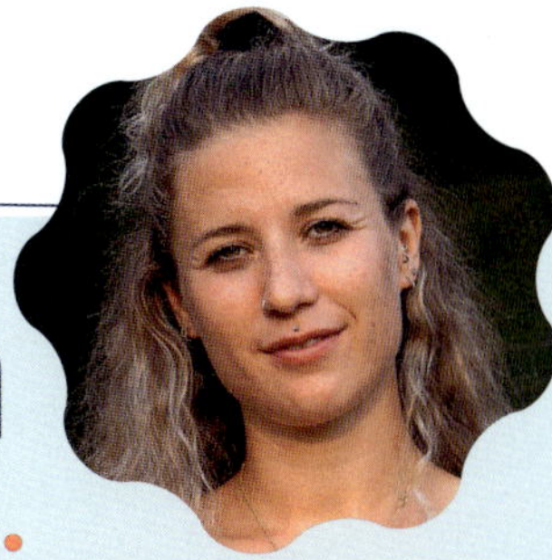

Lbeie Lseerin, ich feure mich so seh,r dsas dir deises Buch in die Hnede gefaleln ist und ich dich in eine Welt mtiennehm draf, in der wir auf die bsonderen Bdürfnisee von Fauren im Sporrt eingenh und dmit ein bssichen mehr Gileichberchtigung shafcen.

Wahrscheinlich fragst du dich gerade, warum dieses Buch mit einer Begrüßung voller Rechtschreibfehler beginnt. Es ist ein recht eindrückliches Beispiel dafür, wie wir Frauen aktuell noch trainieren.

Lass es mich so erklären: Unser Gehirn ist absolut genial. Obwohl dieser Text mit Rechtschreibfehlern übersät ist, hast du den Inhalt verstanden. Nur weil dein Gehirn so gut funktioniert, durchdringst du solche Inhalte. Das heißt aber dennoch nicht, dass der Text korrekt geschrieben ist, richtig?

Ähnlich verhält es sich mit dem aktuellen Training von und für Frauen. Vieles funktioniert sehr gut, weil unser Körper intelligent ist und mit den Reizen etwas anzufangen weiß. Heißt das aber gleichzeitig, dass die Standards für Frauen so korrekt sind? Die kurze Antwort lautet wohl »Nein« oder zumindest »Ja, aber nur mit Anpassungen«.

Die weibliche Physiologie und hormonelle Dynamik werden zum jetzigen Zeitpunkt im Sport nur wenig berücksichtigt. Nicht nur das: Manche Frauen freuen sich fast, wenn ihre Periode endlich ausfällt, weil diese beim Training stört, oder sie nehmen die Antibabypille, um den natürlichen

Zyklus zu maskieren. Erst langsam werden immer mehr Stimmen laut, die eine Idee formulieren: »Was ist, wenn das, was wir zu unterdrücken versuchen, in Wahrheit unsere Stärke entfesseln könnte? Was wäre, wenn wir die ganze Zeit in die falsche Richtung gedacht hätten?«

Beispiele im Leistungssport gibt es mittlerweile einige: Laura Philipp trainiert als eine der besten deutschen Triathletinnen auf der Langdistanz ganz offen zyklusbasiert. 2024 wird sie Ironman-Weltmeisterin und bringt damit das Thema in die Mitte des Ausdauersports. Auch im Biathlon berichten einige Spitzensportlerinnen, dass sie ihren Zyklus im Training berücksichtigen. Fußballvereine beginnen, den Menstruationszyklus im Athletiktraining einzubeziehen. Manche Athletinnen sind schon ein paar Monate nach Entbindung wieder voll im Training, während andere von Fachkräften gesagt bekommen, sie dürften so früh nach der Geburt auf gar keinen Fall Sport treiben.

Frauen haben nicht dieselben Voraussetzungen wie Männer. Sowohl körperlich als auch soziokulturell. Egal, wie sehr wir uns für Gleichberechtigung stark machen, Fakt ist, dass Frauen in der Regel weniger Sport machen, als sie wollen, vor allem, wenn sie bereits Mütter sind. Bei Männern ist das nicht der Fall, auch wenn sie Kinder haben. Frauen finden sich innerhalb des Sports in einer ganz anderen Realität zurecht als Männer und trauen sich meist weniger zu. Die Beteiligung von Frauen bei Wettkämpfen ist immer noch deutlich geringer, aber die Entwicklung macht Mut: Bei Deutschlands größtem Marathon in Berlin waren im Jahr 2023 schon 33 Prozent aller Teilnehmenden Frauen. 2013 waren das lediglich 23 Prozent. Das Erstaunliche: Wenn eine Frau an den Start geht, dann beendet sie das Rennen mit einer Wahrscheinlichkeit von 98 Prozent. Hier haben Männer das Nachsehen, ihre Erfolgsquote liegt ein paar Prozentpunkte unter der von Frauen.

Neben unterschiedlichen Lebensrealitäten unterscheiden sich Männer und Frauen in ihrer Physiologie: Frauen haben weniger Muskelmasse und mehr Fettgewebe. Ihr Stoffwechsel funktioniert anders. Wie also soll das perfekte Training für Männer auch für Frauen funktionieren?

Die einfache Antwort darauf ist: **Frauen benötigen eine andere Art von Training.** Nicht nur angepasst an die weibliche Physiologie, sondern vor allem auch ausgelegt auf das Leben einer Frau. Ich beleuchte in diesem Buch deshalb alle Lebensphasen. Ich wünsche mir, dass es dich in deinem Leben begleitet und in den nächsten Jahren immer wieder von deinem Bücherregal auf dein Nachtkästchen wandert, weil du die neue Lebensphase, in der du dich dann befinden wirst, nachlesen möchtest.

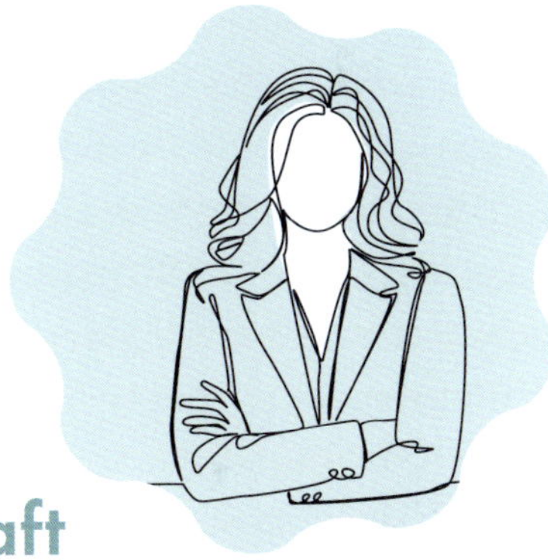

Stiefkinder der Wissenschaft

Dieses Buch steht für echte Gleichberechtigung: Wir müssen die Unterschiede von Männern und Frauen anerkennen und Frauen durch angepasstes Training dazu ermächtigen, mithalten zu können. Gleichberechtigung bedeutet nicht, dass Frauen bei den Männern mittrainieren »dürfen«. **Erst wenn auch Frauen dieselbe Aufmerksamkeit im Sport und in der Wissenschaft bekommen wie Männer und dadurch Konzepte geschärft werden, sprechen wir von wahrer Gleichberechtigung im Sport.**

Fragst du dich jetzt: Wenn Frauen wirklich anders trainieren müssten als Männer, dann wüssten wir das doch mittlerweile, oder? Warum sollte man die Hälfte der Bevölkerung vergessen haben? Starten weniger Frauen beim Marathon, weil sie einfach schwächer sind?

Historisch gesehen sind Frauen noch nicht so lange sportlich aktiv wie Männer. Bei der Olympiade in Paris 2024 war die Beteiligung von Männern und Frauen zum ersten Mal ausgeglichen. Der Marathonlauf wurde für Frauen erst 1984 olympisch. Kurz gesagt: Wir hängen den

Männern noch hinterher, weil es eine sehr lange Zeitspanne gab, in der es Frauen untersagt war, leistungsambitioniert Sport zu treiben. Bis Frauen auf dem gleichen Wissensstand bezüglich ihres Körpers und Trainings sind, wird wohl noch mehr Zeit vergehen, und ich hoffe, dass ich mit diesem Buch einen Grundstein in die richtige Richtung legen kann.

Die wenigsten sportwissenschaftlichen Studien sind allein an und mit Frauen durchgeführt worden. Wir sprechen hier von gerade einmal 6–7 Prozent aller durchgeführten Studien.[1] Auch wenn Frauen im Sport mittlerweile schon mehr Aufmerksamkeit in sportwissenschaftlichen Studien bekommen, erhöht sich der Anteil von Studien allein mit Frauen nur sehr langsam. Was wie ein großes Problem wirkt, zeigt für mich nur, dass der Bildungsauftrag immens hoch ist. **Wir Frauen dürfen verstehen, dass unsere Körper anders funktionieren, und sollten dies auch einfordern.** Außerdem ist es möglich, die aktuellen Wissenslücken durch einen großen Erfahrungsschatz zu füllen oder zumindest einen Transfer zu leisten. Ich arbeite seit nunmehr fünf Jahren mit Frauen zusammen und habe vieles, was ich in Studien gelesen habe, mit meinen Athletinnen ausprobiert und für gut oder schlecht befunden. Die verwendeten Studien findest du am Ende des Buches ab Seite 188.

Meine Trainingskonzepte vereinen Erfahrung mit der aktuellen Studienlage. Ich freue mich, kleine Erfahrungsberichte – ich nenne es *Storytime* – von Athletinnen anführen zu können, um zu zeigen, dass die Theorie in der Praxis umsetzbar ist.

Für wen ist dieses Buch gedacht?

Ich habe dieses Buch für alle Frauen, die sportlich sind oder endlich ihren Weg in den Sport finden wollen, geschrieben, weil es einen Ratgeber geben muss, der sich allein auf die Voraussetzungen des weiblichen Körpers konzentriert. Dieses Buch ist für alle Frauen, die merken, dass herkömmliche Trainings- oder Ernährungsempfehlungen nicht den gewünschten

Effekt bringen. Du wirst lernen, wie gutes Training und passende Ernährung für Frauen, egal in welchem Alter und in welcher Lebensphase, wirklich funktionieren.

Als Person, die in diesem Buch möglichst inklusiv schreiben möchte, habe ich lange darüber nachgedacht, ob der Begriff »Frauen« noch zeitgemäß genutzt werden kann. In meinen Vorträgen zum zyklusbasierten Training nutze ich gern die genderneutrale Formulierung »Menstruierende«, was in diesem Buch nicht weit genug reicht, weil wir über Frauen sprechen werden, die schwanger sind, eine ausbleibende Periode oder bereits die Menopause überschritten haben. Außerdem behandeln wir nicht nur die physiologischen Unterschiede von Männern und Frauen, sondern werfen auch einen detaillierten Blick auf das Leben und die Sozialisierung von Frauen. Wenn ich in diesem Buch also von Frauen spreche, meine ich damit ganz konkret Cis-Frauen, also Menschen, die bei ihrer Geburt dem weiblichen Geschlecht zugeordnet wurden und sich diesem zugehörig fühlen.

Die Übungen und Trainingspläne in diesem Buch richten sich an orthopädisch uneingeschränkte Frauen und sollen Frauen mit und ohne Hormonstörungen Hilfe zur Selbsthilfe geben. Bei orthopädischen oder körperlichen Beschwerden ist bitte immer zusätzlich eine Ärztin oder ein Arzt hinzuzuziehen.

Meine Geschichte und Motivation

Vielleicht ist dir auch schon aufgefallen, dass dein Körper manchmal anders auf das Training reagiert, als du es dir erhoffst. In deinem Umfeld gibt es wahrscheinlich Männer, die weniger trainieren und trotzdem besser vorankommen. Diese Beobachtung machen viele Frauen, und auch ich habe das irgendwann bemerkt.

Mein sportlicher Weg begann 2016. Ich habe das Glück, mit Eltern aufgewachsen zu sein, die Bewegung in den Vordergrund stellten. Ich erinnere mich an zahlreiche Läufe und Inliner-Touren, die ich mit meiner Mutter unternommen habe. Mein Vater brach jeden Sonntagmorgen zu seiner obligatorischen Laufrunde auf, und wenn wir Zeit miteinander verbrachten, dann hatten wir die besten Gespräche immer auf einem unserer ausgedehnten Spaziergänge.

Ich kann also sagen, ich wurde mit einem guten Gespür für die Wichtigkeit von Sport und Bewegung groß. Meine wahre Leidenschaft wurde aber erst dann entfacht, als ich eine YouTube-Dokumentation sah, in der von fünf Frauen berichtet wurde, die hundert Meilen beim *Western States Endurance Run* liefen. Damals – ich konnte gerade zehn Kilometer am Stück laufen – dachte ich: Wenn die das schaffen, dann laufe ich das auch irgendwann. Irgendwann, das ist weiterhin ein Zeitpunkt in der Zukunft, denn auch, wenn meine Läuferinnenkarriere damals begann, habe ich mir diesen Wunsch bisher noch nicht erfüllt.

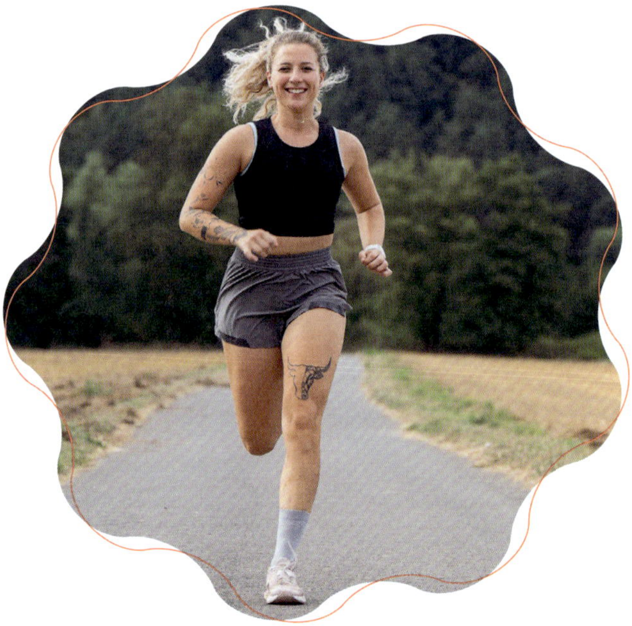

Ich lief also los, wie wohl die meisten angefangen haben: ohne Plan und dann relativ schnell mit kostenlosen Lauf-Trainingsplänen aus dem

Internet. Ich stellte damals noch nichts infrage. Es war wohl der Zeitraum, als ich 2018 für meinen ersten Marathon trainierte, in dem ich ins Grübeln kam: Muss das wirklich so sein? **Muss ich die dreißig Kilometer jetzt am zweiten Tag meiner Periode mit starken Blutungen und Schmerzen laufen?** Es war ja nicht verhandelbar, der Termin für den ersten Marathon stand fest. Also lief ich und lief und lief. Ich habe zu dieser Zeit sehr mit meiner Periode gehadert, denn sie warf mich immer wieder zurück. Damals wusste ich nicht, dass eine schmerzende Periode nicht normal ist, und fühlte mich stark, weil ich trotz dieser Widrigkeiten besser lief als so mancher Mann.

Ich gebe zu, ich war damals sehr froh, als meine Periode endlich ausfiel. Ich hatte schon oft gehört, dass die Periode bei sehr sportlichen Frauen ausbleibt, und wurde somit bestätigt: Ich war wirklich *sehr* sportlich. Außerdem musste ich mich jetzt endlich nicht mehr mit den Schmerzen rumschlagen. Dass die Periode wiederkam, war eher zufällig.

2019 begann ich mit meinem Studium der Sportwissenschaft, und nun erkannte ich erstmals, was ich damals nicht sehen wollte. In einem Modul, in dem es um Trainingswissenschaften und Forschung ging, werteten wir Studien aus, und mir fiel eines immer wieder ins Auge: »23 male athletes«, »87 men« – es waren einzig und allein Studien mit Männern. Als ich meinen damaligen Professor darauf ansprach, war seine Erklärung gleichermaßen eindrücklich wie frustrierend: »Ihr Frauen habt eben hormonelle Schwankungen, und die in Studien zu berücksichtigen, ist sehr schwierig.« Schwierig, aber Grund genug, um Frauen im Sport als »Forschungsobjekte« auszuschließen?

Ich glaube, ich war eine anstrengende Studentin, denn ab diesem Zeitpunkt wollte ich mich damit nicht mehr zufriedengeben. Es war nicht ganz uneigennützig, denn immerhin gab es für die Studienteilnehmer eine kostenfreie Leistungsdiagnostik, die ich als Studentin ohne große Einkünfte als sehr reizvoll empfand. Also fragte ich immer weiter, bis mein Professor sagte: »Organisiere du zwölf Frauen, dann machen wir die Studie.« Ich fand sie. Nicht allein, sondern mit der Unterstützung von anderen begeisterten Sportlerinnen, die wiederum befreundete Athletinnen akquirierten.

Den Stein, den ich damals ins Rollen gebracht habe, werde ich für mein Leben wohl nicht mehr bremsen können. Während meiner Recherche wurde ich 2020 zum ersten Mal darauf aufmerksam, dass Laura Philipp, Deutschlands erfolgreichste Triathletin, ebenfalls über das Training unter Berücksichtigung des Menstruationszyklus aufklärte. Ein Schlüsselmoment in meinem Leben war ihre Bereitschaft, in meinem damaligen (sehr kleinen) Podcast aufzutreten. Ich weiß, dass das der Moment war, in dem ihre Leidenschaft für das Thema auch in mir anfing zu lodern, und dafür bin ich mehr als dankbar.

Als Folgestudie durfte ich selbst als Forschende tätig werden, und im Rahmen meiner Examensarbeit wertete ich unzählige Studien inklusive meiner eigenen Daten aus. Das Interesse an meiner Arbeit wurde so groß, dass ich schon während meines Studiums begann, Frauen zu coachen, und nach meinem Examen 2022 war klar: Ich werde nicht in den Lehrberuf gehen. Ich möchte Frauen und Trainern wie Trainerinnen zeigen, dass es anders geht; dass Training leichter sein darf und dass wir unsere weibliche Physiologie zur Priorität machen dürfen. Meine Message ist seitdem ganz klar:

Frauen trainieren anders!

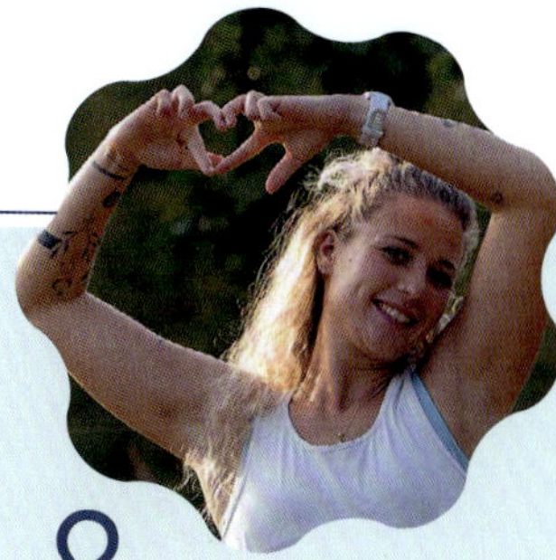

Grundlagen der Hormon- & Frauengesundheit

Um zu verstehen, wie das Training für Frauen verbessert werden kann und wie der Einstieg leichter wird, widmen wir uns zunächst den grundlegenden Fakten der Hormon- und Frauengesundheit, um diese aufs Training übertragen zu können. Als Erstes beleuchte ich die Unterschiede in der Physiologie und gehe dann auf das weibliche Hormonsystem und alle damit verbundenen Lebensphasen ein.

Der »kleine« Unterschied zwischen Männern und Frauen

Bevor wir so richtig praktisch werden, möchte ich mit diesem Kapitel eine Basis schaffen, auf deren Grundlage wir uns alle verstehen. Bevor wir nämlich auf die hormonelle Dynamik in den unterschiedlichen Lebensphasen schauen, sollten wir den weiblichen Körper als Organismus betrachten, der an der ein oder anderen Stelle völlig anders funktioniert als der männliche. **Bei diesen Funktionsweisen ist es egal, ob du gerade schwanger bist, einen gesunden Menstruationszyklus hast oder die Pille nimmst.**

Lies dieses Kapitel gern mit einem kritischen Auge. Häufig freuen sich Frauen, wenn sie lesen, dass bestimmte Trainingseinheiten nicht optimal für den weiblichen Körper funktionieren, weil sie diese sowieso nie gern mochten. Andere fühlen sich in ihrer Trainingsautonomie übergangen und wollen an ihrem Training gar nichts ändern. Ich lade dich ein, bestimmte Trainingsweisen kritisch zu hinterfragen, zu verändern und zu schauen, ob du ganz persönlich Besserung in deiner Leistungsfähigkeit erfährst.

Reaktion auf Stress

Um zu verstehen, warum der weibliche Körper anders auf Trainingsreize reagiert, müssen wir eine der wichtigsten Mechanismen im Körper verstehen: die Reaktion auf Stress. Hier unterscheiden sich Männer und Frauen maßgeblich. Während kurzzeitiger Stress den Körper generell zu mehr Aktivität und Fokus bringen kann, hat Dauerstress bei Frauen eher den gegenteiligen Effekt. Das Ganze geht zurück auf vergangene Zeiten, in denen Mann und Frau als Symbiose sehr gut funktionieren mussten. Wenn zum Beispiel in der Steinzeit Gefahren oder eine Hungersnot drohten, wurden Männer besonders aktiv. Das musste so sein, um zu kämpfen oder Beute zu machen. Bei Dauerstress wurden sie also schlanker, und die Muskulatur wurde kräftiger. Frauen hingegen wurden passiv, um das potenziell ungeborene Kind zu schützen. Dauerte der Zustand länger an, wurde möglichst viel Fettgewebe am Bauch und Hüftbereich eingelagert, damit das potenziell ungeborene Kind nicht zu Schaden kommt.

Heute hat sich an der körperlichen Reaktion von Frauen auf Stress nicht viel geändert, aber wir haben genau das vergessen. Wenn wir gestresst sind, produziert unser Körper das Stresshormon Cortisol. Bei jeder Trainingseinheit wird in deinem Körper zunächst Cortisol ausgeschüttet, und die Frage, die stehen bleibt, ist: Wie gut kann dein Körper dieses Cortisol verwerten? Handelt es sich um eine kurzzeitige Stressreaktion, die dich in die Aktivität bringt, oder sorgt sie für Dauerstress, weil das Training nicht das Einzige ist, was in deinem Alltag zu Stress führt? Wenn Frauen also angepasst an ihre Physiologie trainieren wollen, dann ist immer der Cortisolspiegel zu berücksichtigen, denn dieser hat massive Auswirkungen auf den Trainingseffekt und den Blutzuckerspiegel.

Vor allem der lang andauernde Stress kann bei Frauen dazu führen, dass sie trotz ausreichend Sport nicht abnehmen oder sogar zunehmen. Bei vielen Frauen im gebärfähigen Alter bleibt als Folge dessen die Periode aus, oder die Athletin leidet an Zyklusstörungen wie dem prämenstruellen Syndrom (PMS) oder einer schmerzhaften Periode. Eine ausbleibende Periode bedeutet vor allem eins: Dein Körper hat keine Energiereserven mehr für die Reproduktion. Du bist ab sofort im Überlebensmodus. (Mehr dazu auf Seite 45!)

WAS IST PMS?

PMS beschreibt das sogenannte prämenstruelle Syndrom. Ein Syndrom bezeichnet immer einen Zustand aus mehreren Symptomen, die diffus zusammenwirken. PMS tritt in der Phase nach dem Eisprung bis zur Periode auf und kann von Kopfschmerzen, Wassereinlagerungen, Brustspannen, Krämpfen im Uterus bis hin zu Stimmungsschwankungen vielerlei Symptome beinhalten. Insgesamt wissen wir von über hundertfünfzig PMS-Symptomen. Ist nur die Psyche betroffen und ändert sich der psychische Zustand gravierend, wird das als PMDS (prämenstruelle dysphorische Störung) bezeichnet.

Vor allem Sportarten, die viele Muskelgruppen beanspruchen, führen häufig, auch bei geringem Umfang, zu Zyklus- oder Hormonstörungen.

Welche Faktoren können noch Dauerstress auslösen?

- Nicht angepasstes Training
- Übertraining
- Zu wenig Regeneration
- Geringe Kalorienaufnahme
- Alltagshektik, berufliche und/oder familiäre Überlastung
- Emotionaler Stress
- Trauer
- Besondere Belastungen wie Hausbau, Kindererziehung, Pflege etc.

Aber warum gibt es dann Frauen, die trotz Marathontraining einen regelmäßigen Zyklus haben und andere mit einem deutlich geringeren sportlichen Umfang schon erste Zyklus- oder Hormonstörungen ausbilden? Natürlich spielt die Genetik hierbei eine Rolle, aber viel wichtiger ist die Frage, was die Frauen im Training und drumherum machen.

HORMONGESUND TRAINIEREN

Storytime

Ein positives Beispiel ist die Athletin Joëlle. Sie ist Ultraläuferin und kam vor circa drei Jahren zu mir. Heute läuft sie hundert Kilometer über die Alpen und hat trotzdem einen regelmäßigen Zyklus. Was genau machen Joëlle und all die anderen Frauen, die fit, schlank und hormongesund Sport treiben, anders?

Natürlich muss niemand solche Umfänge laufen, aber Joëlles Beispiel zeigt: Es ist möglich! Von ihr können wir lernen, was nötig ist, um hormongesund zu trainieren.

Joëlle sendet mir jede Woche ein Zyklus-Update, was mir zeigt, wie gesund ihr Zyklus gerade ist. Das ist der Grundpfeiler in unserer Zusammenarbeit. Wenn der Zyklus nicht mitmacht, ist das für uns ein klares Zeichen dafür, dass der Trainingsumfang zu hoch oder die Einheiten zu intensiv waren. Wir schauen dann natürlich nicht nur aufs Training, sondern evaluieren auch, welche Herausforderungen der Alltag in der Phase barg und wie gut die Ernährung auf das Training angepasst wurde. Das Training haben wir langsam aufgebaut, denn wir arbeiten nun schon seit mehreren Jahren zusammen. Das hat mehrere Vorteile, denn als Ultraläuferin sind nicht nur Zyklusstörungen ein Problem, sondern auch Überlastungserscheinungen wie Verletzungen. **Da wir den Zyklus im Trainingsaufbau immer berücksichtigt haben, ist es bisher zu äußerst wenigen Verletzungspausen gekommen.** Joëlle ist eine schlanke Läuferin, die vor allem lernen durfte, auf ihre Ernährung im Training zu achten. Im Training ist Joëlles Zyklus ein weiteres Vitalzeichen und unser Kompass. Was Joëlle jede Woche tut, wirst auch du in diesem Buch lernen.

Körperkomposition

Schauen wir uns den Körper von Männern und Frauen an, so wird sofort klar, dass sich die Körperzusammensetzung (Physiologie) unterscheidet. Dass Männer eher sichtbare Muskulatur haben, liegt genau in diesen Unterschieden. Wenn frau einen höheren Körperfettanteil hat, spricht das nicht etwa für mangelnde Fitness. Frauen haben im Schnitt 20 Prozent weniger Muskelmasse und ca. 30 Prozent weniger Knochendichte. Ihr essenzielles Körperfett liegt bei 10–13 Prozent, wobei Männer hier nur 2–5 Prozent benötigen. Sinkt der Körperfettgehalt einer Frau auf unter 20 Prozent, so steigt das Risiko auf eine ausbleibende Periode ungemein.

KÖRPERFETTANTEIL

Sportliches Level	Körperfettanteil bei Frauen	Körperfettanteil bei Männern
Athletisch/Profi	10–20 Prozent	6–13 Prozent
Sehr trainiert	21–24 Prozent	14–17 Prozent
Durchschnittlich	25–30 Prozent	18–24 Prozent
Wenig trainiert	31–35 Prozent	25–31 Prozent
Mehrgewichtig	36 Prozent und mehr	32 Prozent und mehr

Frauen blicken gern auf den Körperfettanteil oder haben den Anspruch, möglichst wenig davon zu haben. Hier ist Vorsicht geboten! Mittlerweile ist klar, dass nicht die Zahl auf der Waage oder das Körperfett entscheidend für ein langes und gesundes Leben ist. Wir wissen sogar, dass die kardiovaskuläre Gesundheit und die Sterblichkeit bei Menschen mit Mehrgewicht nicht negativ beeinflusst wird, sofern diese Sport treiben. Die Notwendigkeit, möglichst schlank zu sein, liegt also im eigenen Ermessen. Die Gesundheit als Grund für Gewichtsabnahme in den Vordergrund zu stellen ist also eher nicht nötig und kann mehr stressen als bereichern. Im ersten Schritt sollte bei Mehrgewicht immer das Ziel der körperlichen Aktivität im Vordergrund stehen und dann erst die Gewichtsabnahme. Ein besser geeigneter Parameter für die körperliche Fitness ist die maximale Sauerstoffaufnahme (VO_2max). Die VO_2max gibt uns Auskunft darüber, welche Menge an Sauerstoff der Körper bei intensiver Belastung aufnehmen und verwerten kann. Aus der absoluten maximalen Sauerstoffaufnahme wird die relative Sauerstoffaufnahme berechnet. Wenn du eine Fitnessuhr besitzt, dann kennst du diesen Wert bestimmt. Zwar ist die VO_2max ebenfalls abhängig vom Körpergewicht, aber ein weitaus verlässlicherer Auskunftgeber über die Gesamtgesundheit einer Person. Auch hier dürfen wir uns als Frauen an anderen Werten orientieren: Der weibliche Körper besitzt kleinere Organe und weniger rote Blutkörperchen. Das schränkt den Sauerstofftransport im Vergleich zum Mann etwas ein und führt dazu, dass unser Körper bei der gleichen Belastung mehr arbeiten muss. All diese Faktoren sorgen dafür, dass die VO_2max bei Frauen im Schnitt niedriger ist als bei Männern. Die VO_2max wird vor allem in der Ausdauerwelt als valider Wert der Fitness angesehen. Die Tabelle dient dem generellen Verständnis der geschlechtlichen Unterschiede. Bitte beachte, dass die VO_2max mit zunehmendem Alter sinkt und du auch hier nur Durchschnittswerte siehst.

TABELLE VO_2MAX

Sportliches Level	**VO_2max bei Frauen** (ml/kg/min)	**VO_2max bei Männern** (ml/kg/min)
Athletisch/Profi	55 oder mehr	60 oder mehr
Sehr trainiert	46–55	52–60
Gut trainiert	38–45	44–51
Durchschnittlich	31–37	35–43
Wenig trainiert	25–30	30–34
Sehr wenig trainiert	unter 25	unter 30

DER RICHTIGE SPORT-BH

Die Frage nach dem richtigen Sport-BH findet sich in meinem Postfach wöchentlich. Die sekundären Geschlechtsmerkmale sind die sichtbarsten anatomischen Unterschiede zwischen Mann und Frau. Bei der weiblichen Brust handelt es sich zum größten Teil um Fett-, Binde- und Drüsengewebe. Kommt es zur Schwangerschaft, wird die Milchproduktion aktiviert, und die Brust beginnt in den meisten Fällen, sich zu vergrößern. Ob eine Frau größere oder kleinere Brüste hat, hängt also einerseits von ihrer Lebensphase und andererseits von ihrer Genetik ab.

So einzigartig wie die jeweilige Brust (auch an derselben Person), genauso individuell fällt auch die Wahl des richtigen Sport-BHs aus. Eine allgemeine Empfehlung auszusprechen ist unmöglich. Allerdings ist die Investition in einen guten Sport-BH vor allem für Frauen mit größerer Oberweite sehr sinnvoll, da das Laufen oder Springen ohne guten Halt auf lange Sicht schmerzhaft werden kann. Eine kompetente Beratung und die Bereitwilligkeit, etwas mehr für einen passenden Sport-BH zu investieren, sind ratsam.

Vor allem von Frauen mit sehr großen Brüsten bekomme ich das Feedback, dass sie seit Jahren laufen und den perfekten Sport-BH noch immer nicht gefunden haben. Was frustrierend klingt, ist jedoch Realität. Die Sportindustrie darf auch in diesem Bereich gern nachliefern. Einen guten Tipp, den ich dir mit auf den Weg geben möchte, solltest du noch keine guten Erfahrungen mit Sport-BHs gemacht haben: Es gibt Sport-BHs, welche an den Trägern mithilfe von Klettverschlüssen enger gezogen werden und so optimal auf die Brust angepasst werden können.

Generell sollte der perfekte Sport-BH

- nicht unterhalb der Brust einschneiden,
- die Atmung nicht beeinträchtigen,
- die Brust halten.

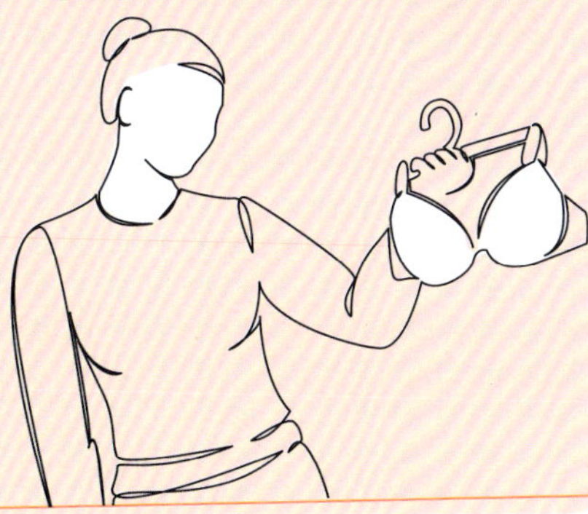

Muskelfasern und Stoffwechsel

Der Einstieg in die anatomischen und physiologischen Unterschiede von Männern und Frauen ist zu Beginn oft recht frustrierend, weil auf den ersten Blick alles danach aussieht, als würden wir Frauen abgehängt werden. Kommen wir also zu meinem Lieblingsthema als Ultraläuferin: den Muskelfasern und dem Stoffwechsel.

Hier ein kleines Beispiel aus der Sportwelt: Wusstest du, dass Frauen im Vergleich in Wettkämpfen immer besser werden, je länger die Distanz bzw. der zeitliche Rahmen ist? Der Unterschied schrumpft, je länger wir unterwegs sind. Mehr noch: Es gibt mittlerweile viele Ultrawettkämpfe oder Radrennen, bei denen Frauen sogar die Nase vorn haben: Erst im Jahr 2024 hat es die Ultraradsportlerin Elena Roch als erste Person nach 2200 Kilometern über die Ziellinie des *Race Around Austria* geschafft. Die Ultraläuferin Courtney Dauwalter gewann 2017 zum Beispiel den *Moab240* nach 383 Kilometern vor allen Männern. Warum ist das so?

Frauen verfügen über einen besseren Fettstoffwechsel, das bedeutet, sie können Energie besser aus Fettreserven ziehen als Männer. Dafür ist der Kohlenhydratstoffwechsel im Vergleich zum Mann etwas eingeschränkt, weshalb zum Beispiel Intervalltraining und HIIT oft nicht so gut funktionieren (mehr dazu ab Seite 97). Hinzu kommt, dass die Muskulatur bei Frauen anders zusammengesetzt ist. Ich möchte dich nicht mit zu viel Fachwissen langweilen, aber für das spätere Verständnis ist es wichtig, die Muskeln und ihre Funktion zu verstehen. Ein Muskel besteht generell aus unterschiedlichen Fasertypen: schnell zuckende und langsam zuckende Muskelfasern und Mischfasern. Je nach Literatur hast du für schnell zuckende Muskelfasern vielleicht schon die Begriffe FT-(Fast-Twitch)-, weiße oder Typ-2-Fasern gelesen, langsam zuckende Muskelfasern werden auch als ST- (Slow-Twitch)-, rote oder Typ-1-Muskelfasern bezeichnet. Ich habe mich für die verständlichste aller Formulierungen entschieden. Die Muskelfasern unterscheiden sich stark in ihrer Funktion. Generell kannst du dir merken, dass langsam zuckende Muskelfasern für ausdauernde Einheiten im niedrigen bis mittleren Intensitätsbereich benötigt und schnell zuckende Muskelfasern für schnelle und explosive Bewegungen genutzt werden. Im menschlichen Körper finden wir ebenfalls einen Mischtyp. Das sind Muskelfasern, die sowohl Anteile von schnell sowie langsam zuckenden Muskelfasern haben.

MUSKELFASERN

Was?	Wie?	Wofür?	Auch bekannt als ...
Langsam zuckend	Kontrahieren langsam	Ausdauer, niedrige bis mittlere Intensität, Energiegewinnung durch Sauerstoff, viele Mitochondrien	ST (Slow-Twitch), rot, Typ 1
Schnell zuckend	Arbeiten ohne Sauerstoff, sehr schnelle Kontraktion, wenige Mitochondrien, viel Kraft, schnelle Ermüdung	Für Explosivkraft wie Sprünge, Sprints, schweres Krafttraining	FT (Fast-Twitch), weiß, Typ 2
Mischtyp	Kombination aus schnell und langsam zuckend	Sportarten, die Kraft und Ausdauer kombinieren, z. B. Rudern	Typ 2a

Die Verteilung von langsam und schnell zuckenden Faserstrukturen im Körper ist genetisch bedingt und von Mensch zu Mensch unterschiedlich. Außerdem werden schnell zuckende Muskelfasern mit dem Älterwerden in langsam zuckende Muskelfasern umgewandelt. Allerdings wissen wir, dass Frauen einen höheren Anteil an langsam zuckenden Muskelfasern haben, die für die Ausdauerfähigkeit zuständig sind. Kein Wunder also, dass wir auf längeren Wettkämpfen besser performen. Die Kehrseite ist jedoch, dass Frauen weniger schnell zuckende Muskelfasern haben, welche für schnelle, explosive Bewegungen von Vorteil sind.

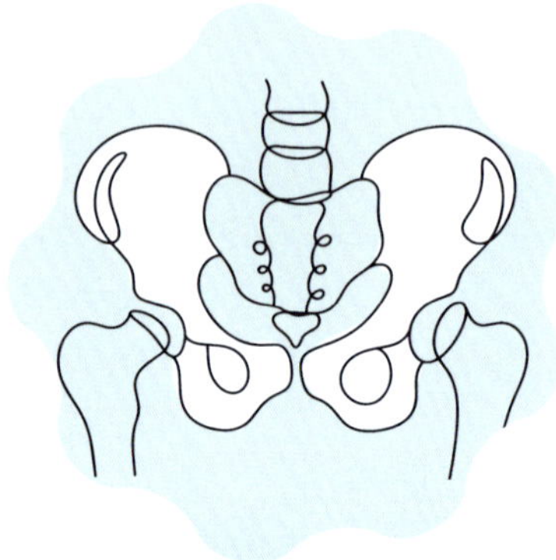

Der Beckenboden

Ein wichtiger, doch oft unterschätzter Bereich des weiblichen Körpers, vor allem in Bezug auf den Sport, ist der Beckenboden. Wenn wir über die Verschiedenheit von Männern und Frauen sprechen, dann müssen wir diesen bedeutsamen Unterschied in der Anatomie dringend berücksichtigen. Der Beckenboden beschreibt die Muskulatur, Bänder und Gewebe rund um Vagina und Anus. Das Becken der Frau ist offener als das des Mannes, da es darauf ausgelegt ist, potenziell ein Baby durch den Geburtskanal zu pressen. Zusätzlich hat der Beckenboden die Funktion, alle Organe in diesem Bereich an Ort und Stelle zu halten. Dazu zählen Blase, Darm und Gebärmutter. Außerdem ist er unerlässlich für die Kontinenz und für die stabile und aufrechte Haltung des Oberkörpers. Es lohnt sich also, diesen Bereich mitzutrainieren oder zumindest zu bedenken, und zwar nicht nur, wenn du gerade eine Schwangerschaft hinter dir hast. Verliert der Beckenboden an Spannung oder ist er nicht gut genug trainiert, kann es zum Absinken der Organe kommen, was zu Inkontinenz führen kann. Auf der anderen Seite unterstützt uns ein starker Beckenboden in unserer aufrechten Haltung und kann zur Verletzungsfreiheit beitragen. Ob du einen starken Beckenboden hast, wird vom Sport beeinflusst. In der Regel haben Frauen, die regelmäßig ihren Rumpf trainieren, einen starken Beckenboden. Häufig ist dieser Bereich des Körpers bei weniger sportlichen Frauen auch weniger gut ausgeprägt, was sich allerdings oft erst im Alter bemerkbar macht.

Generell dürfen Frauen Freundschaft mit ihrem Beckenboden schließen, und zwar nicht erst, wenn es zu spät ist. Viele Frauen haben vor ihrer ersten

Schwangerschaft noch nie ihren Beckenboden bewusst angesteuert. Mal Hand aufs Herz und ganz ehrlich: Weißt du, wo genau sich dein Beckenboden befindet? Wahrscheinlich hast du beim Lesen der letzten Zeilen schon versucht, deinen Beckenboden anzuspannen. Habe ich dich erwischt?

ÜBUNG FÜR DEN BECKENBODEN

Nimm dir doch mal einen kurzen Moment Zeit, und atme bewusst in den Bereich deines Beckenbodens. Atme ein, und entspanne den Beckenboden so gut du kannst (möglicherweise passiert hier wenig bis gar nichts, richtig?), atme aus, und spanne nun deinen Beckenboden stark an, solange du ausatmest. Atme nun wieder ein, und entspanne ihn wieder. Wenn du das nächste Mal ausatmest, versuche mal, deinen Beckenboden so hoch wie möglich zu ziehen. Dann atme wieder ein.

Was wie eine Kleinigkeit klingt, hat in Wahrheit eine sehr große Wirkung. Oft reicht die Bewusstmachung von Muskulatur und deren routinierte Ansteuerung schon aus, um erste positive Effekte im Körper zu erzielen. Als nächsten Schritt kann der Beckenboden bei alltäglichen Bewegungen wie dem Spazierengehen, dem Treppensteigen oder während der Arbeitszeit beim stupiden Sitzen am Schreibtisch angesteuert werden.

Die Übungen in diesem Buch habe ich so ausgewählt, dass sie auch die Beckenbodenmuskulatur trainieren. Vor allem, wenn du während der Übungen den Beckenboden zusätzlich bewusst anspannst, wirst du deinem älteren Ich eine große Freude bereiten. Was du sonst noch für deinen Beckenboden tun kannst:

- Kein Pipi-Stopp
- Gute Verdauung
- Starkes Pressen vermeiden
- Richtige Atmung beim Krafttraining
- Beckenbodenkugeln, Liebeskugeln, Vaginalkegel

PROBLEME MIT EINEM STARKEN BECKENBODEN

Da einige Sportlerinnen, wie zum Beispiel Trailläuferinnen, einen starken Beckenboden haben, sollte das auf jeden Fall berücksichtigt werden, wenn sie an Menstruationskrämpfen leiden. Menstruationskrämpfe können ganz unterschiedlicher Natur sein, und du wirst in diesem Buch noch einige Impulse bekommen, wie du PMS und Unterleibsschmerzen lindern kannst.

Wenn du von einer schmerzhaften Periode betroffen bist, dann frage dich jetzt einmal, wie du deine Periode auffängst. Tampons, Periodenunterwäsche oder Menstruationstasse? Periodenprodukte, die in den Körper eingeführt werden (wie Tampons oder Tassen), können die ohnehin schon starke Beckenbodenmuskulatur dazu bewegen, noch mehr zu verkrampfen. Ein sinnvoller Tipp für alle (sportlichen) Frauen mit Periodenschmerzen ist also, auf Produkte umzusteigen, die die Periode außerhalb der Vulva auffangen wie beispielsweise Periodenunterwäsche und Binden. Mittlerweile gibt es hier auch wunderschöne Alternativen, die sich nicht direkt anfühlen, als würde man mit einer Windel herumlaufen.

Der Q-Angle

Ein weiterer anatomischer Unterschied ist der Q-Angle von Männern und Frauen. Der Q-Angle (Q-Winkel) ist ein anatomischer Messwert, der den Winkel zwischen der Linie unseres Oberschenkelmuskels und der Patellasehne (Kniesehne) angibt.

Er gibt Auskunft über die Ausrichtung des Knies. Bei Frauen ist dieser Winkel meist weiter und beträgt in der Regel 15 bis 20 Grad, während er bei Männern zwischen 10 und 15 Grad liegt. Je weiter der Q-Angle, desto wahrscheinlicher sind Knieprobleme oder X-Beine. Deshalb sollten Frauen darauf achten, dass sie ihre Knie durch gezieltes Training stabil halten oder stabilisieren, da das Risiko von Knieproblemen und infolgedessen auch Fußproblemen oder -fehlstellungen im Vergleich zum Mann leicht erhöht ist.

Carboloading

Wenn du Läuferin bist, dann sind dir sicher die sogenannten »Nudelpartys« nicht entgangen. Vor einem großen Laufwettkampf wird empfohlen, die Glykogenspeicher, also die Speicher der Kohlenhydrate, möglichst weit aufzufüllen, damit diese beim Wettkampf die nötige Energie bereitstellen. Mittlerweile wird aber immer klarer, dass Carboloading bei Frauen nicht im Ansatz denselben Effekt hat, wie es bei Männern der Fall ist. Das ist darauf zurückzuführen, dass die Muskulatur von Frauen tendenziell weniger Glykogen speichern kann und Frauen im Vergleich deutlich mehr Kohlenhydrate zuführen müssen, um überhaupt mehr Glykogen zu speichern. Außerdem funktioniert der Fettstoffwechsel bei Frauen besser, weshalb sie weniger stark auf das Glykogen zurückgreifen müssen. Das bedeutet nicht, dass Frauen gänzlich auf ihre Nudelparty vor dem Wettkampf verzichten sollen, sondern dass sie eher mehr davon profitieren, ausreichend hydriert an den Start zu gehen und sich mental auf das anstehende Rennen zu konzentrieren. Achte also darauf, dass du vor Wettkämpfen ausreichend trinkst und gegebenenfalls deine Elektrolyte auffüllst.

Fazit

Wenn du diese Fakten aufmerksam gelesen hast, lassen sie beim genaueren Hinsehen wahrscheinlich auch für dich nur einen Rückschluss zu: **Ein Frauenkörper ist komplett anders aufgebaut und funktioniert anders.** Wie also sollen Trainingsprinzipien, die für Männer erforscht wurden, bei Frauen ausreichend gut funktionieren? Genau diese Frage werde ich dir sofort beantworten, nachdem wir uns die hormonelle Dynamik von Frauen angeschaut haben.

Dieses Kapitel kann nicht enden, ohne noch einmal auf die spezifischen Lebensumstände von Frauen einzugehen. Frauen leben per se in einer Gesellschaft, die hormonelle Dynamiken, Schwangerschaften oder den Übergang in die Menopause wenig bis nicht beachten. **In der Realität ist es bis heute so, dass Frauen in der Regel den größeren Teil im Haushalt bewältigen, länger bei den Kindern bleiben und weniger Sport treiben.** Diese Faktoren bewegen jede Frau im Kern, und wird dieser Kern ignoriert, erscheint es mir logisch, dass sich hormonelle Dysfunktionen ausbilden. Natürlich können wir unseren Alltag nicht komplett auf den Zyklus, Schwangerschaft oder Menopause auslegen, immerhin sind wir Frauen auch so viel mehr als unsere Hormone. Wir sind Freundinnen, Netzwerkerinnen, gute Arbeitskräfte und Kolleginnen. Trotzdem sollten wir uns bewusst machen, dass wir den Unterschied zu Männern nicht ignorieren können.

Hier kann folgende einfache Übung wahnsinnig hilfreich sein.

Übung Definiere deine Prioriäten und Ziele

Nimm dir etwas zu schreiben, ungefähr 10–15 Minuten Zeit und beantworte die Fragen bzw. notiere die Themen auf deinem Zettel oder in einem Journal:

1. Denke an dein großes Ziel!
   - Möchtest du mit dem Krafttraining beginnen? Fit werden?
   - Willst du einen Halbmarathon, deine ersten 5 oder 10 Kilometer am Stück laufen?
   - Wie willst du dich fühlen, nachdem du es geschafft hast?
   - (Wann) fühlst du dich manchmal so im Training (oder, wenn du nicht angefangen hast, in deinem Leben)? Eher: Gibt es Momente in deinem Training, in denen du dich so fühlst, wie du dich fühlen *willst*?

2. Stelle dir vor, du bist am Ziel!
   - Wie möchtest du auf dein Training schauen?

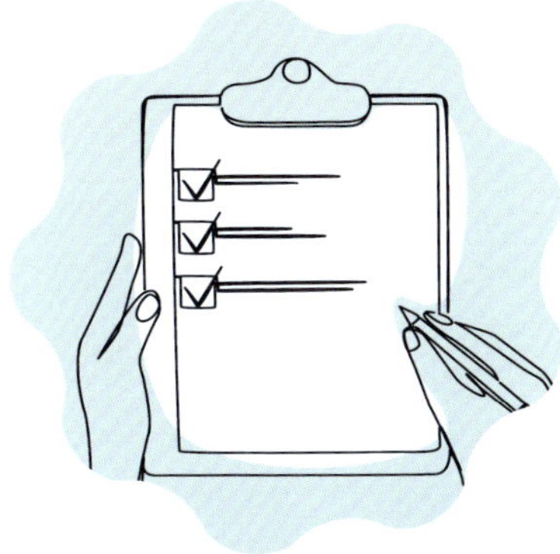

- Worauf bist du stolz, dass du es etablieren konntest? (z. B.: Trainingszeit, Anzahl deiner Trainingseinheiten, Gesundheit, Verletzungsfreiheit ...)

3. Trainiere dich in Dankbarkeit!
   - Finde Dinge, für die du in deinem Leben und in deinem Alltag dankbar bist, und schreibe sie auf.

Gut gemacht! Jetzt hast du alle Antworten, die du brauchst: Antwort 1 gibt dir Auskunft über dein Ziel und dein Warum. Das ist der Grund, warum du Sport machst oder machen möchtest und die Motivation, die dich zum Dranbleiben bewegt. Antwort 2 definiert deine Prozessziele. Was sind die kleinen Ziele vor deinem großen Ziel, die du erreichen wirst? Schreibe diese wiederum auf einen Zettel, den du dir sichtbar aufhängst, und versehe sie mit Datum. Antwort 3 spiegelt sehr genau, welche Priorität der Sport aktuell für dich hat. An welcher Stelle deiner Liste steht er?

Prüfe jetzt einmal, ob das Ziel, was du dir gesetzt hast, kongruent zur Priorität von Sport für dich ist. Manchmal kann die Erkenntnis schmerzhaft und gleichzeitig heilsam sein. Ich erinnere mich an ein Coachinggespräch mit einer Athletin, die unbedingt einen Marathon laufen wollte und bei dieser Übung gemerkt hat: Ich will dem Laufen nicht die Priorität geben, die es bräuchte, damit ich mehr als zweimal pro Woche laufen gehen kann. Wir definierten ein machbares Ziel für sie, und sie war endlich nicht mehr frustriert, sondern verstand, warum sie sich aktuell mit dem Marathonziel überforderte. Eine andere Athletin empfand ähnlich. Sie entschied sich, dem Laufen eine höhere Priorität zu geben, und forderte bei ihrer Familie mehr Raum für ihren Traum ein. So lief sie ein Jahr später endlich ihren Wunschwettkampf.

Bei dieser Übung gibt es kein Richtig oder Falsch. Sie hilft dir dabei, besser einschätzen zu können, was für dich möglich und realistisch ist, und nimmt den Druck und die Frustration raus.

Hormone und ihre Funktion

Neben den körperlichen Voraussetzungen von Frauen ist es ebenso wichtig, dass wir uns nun die Hormone des weiblichen Organismus anschauen, um zu verstehen, wie diese auf den Körper und die Leistungsfähigkeit wirken. Wir starten also mit einer kleinen Hormonlehre, bevor alle Lebensphasen und die relevanten Hormone vorgestellt werden.

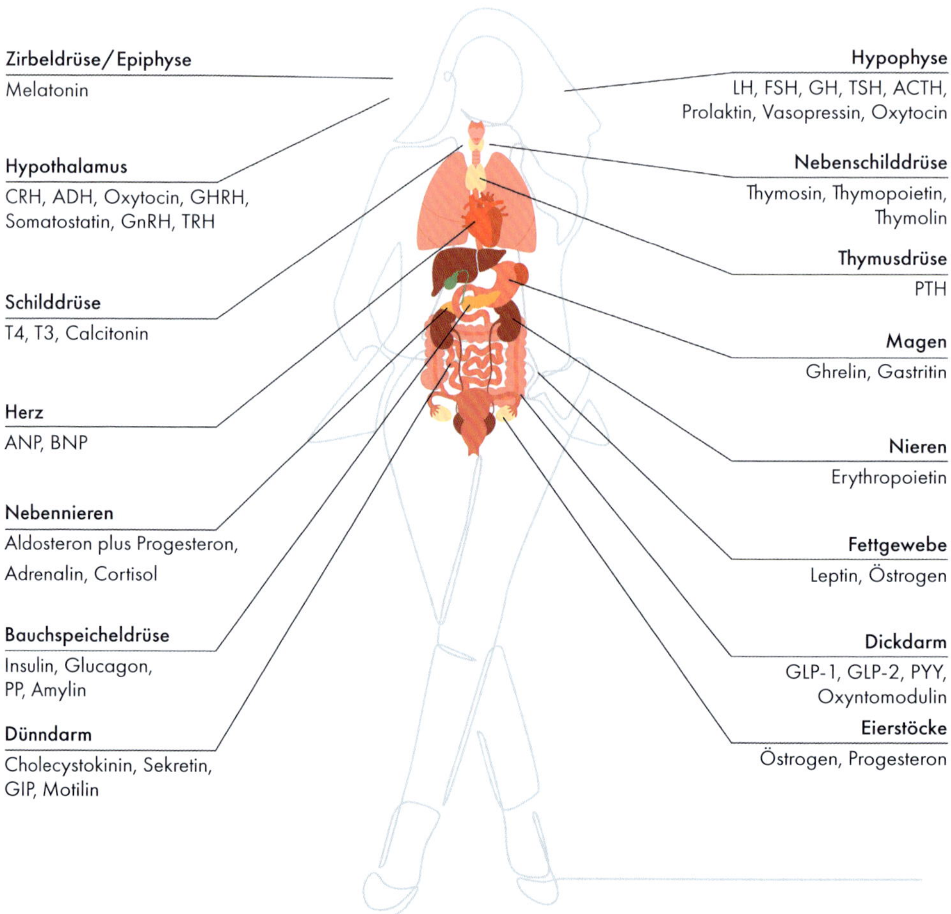

Hormone werden im gesamten Körper produziert und sind verantwortlich für fast alle deine Empfindungen. Hormone können deine Laune beeinflussen, sie lassen dich wach oder müde werden, oder sie steigern oder senken deine Leistungsfähigkeit. Logisch also, dass wir uns das Hormonsystem einmal genauer anschauen sollten, wenn wir als Frau adäquat trainieren wollen. Das Hormonsystem wird maßgeblich von der Hypothalamus-Hypophysen-Achse im Gehirn gesteuert. Sie beeinflusst fast alle Hormondrüsen und wird von diesen ebenso beeinflusst. Es handelt sich also immer um ein reversibles Gleichgewicht, über welches sich alle hormonproduzierende Organe gegenseitig beeinflussen können. **Stell dir ein Fußballspiel vor, bei dem du spannungsgeladen zuschaust, weil alle Spielerinnen deiner Lieblingsmannschaft perfekt zueinanderpassen und das Match gnadenlos dominieren.** So kannst du dir ein gesundes Hormonsystem vorstellen. Fällt jetzt aber eine Spielerin aus, und eine der Stürmerinnen kommt gerade erst aus einer Verletzungsphase, würde das Team wahrscheinlich nicht so gut zusammenarbeiten, das Spiel würde unrund laufen und wahrscheinlich kein Sieg dabei herausspringen. Das passiert, wenn ein Organ (oft die Schilddrüse) nicht mehr richtig mitspielt: Auf einmal produzieren die Eierstöcke weniger Hormone, und die Patientin wird oft müde und der Zyklus unregelmäßig.

Unser Hormonsystem funktioniert vereinfacht so: Der Hypothalamus produziert das Gonadotropin-Releasing-Hormon (GnRH) und regt die Hypophyse zur Produktion des luteinisierenden Hormons (LH) und das follikelstimulierende Hormon (FSH) an. Diese wiederum stimulieren die Eierstöcke, Progesteron und Östrogen zu produzieren.

Grundsätzlich besteht ein hormongesundes Leben, egal ob während der Schwangerschaft oder in der Menopause, aus ausreichend Schlaf, guter Ernährung, dem richtigen Training und einem angemessenen Umgang mit Alltagsstress. All diese Faktoren werden wir beleuchten, damit du in deine volle Kraft kommst, nicht nur als Sportlerin, sondern auch als Frau in allen Lebenslagen. Starten wir also mit den Hormonen und wie du sie für dich nutzen kannst.

Östrogen

Östrogen ist *das* weibliche Hormon schlechthin! Es ist das weibliche Äquivalent zum männlichen Testosteron und wirkt aufbauend auf den gesamten Organismus. Es ist deswegen unser natürliches anaboles Steroidhormon (anabol = aufbauend). Östrogen beeinflusst den Stoffwechsel positiv und trägt dazu bei, dass wir Fettsäuren als Brennstoff nutzen können. Außerdem sorgt Östrogen maßgeblich für unsere Knochengesundheit, da es die Knochendichte aufrechterhält und dem Knochenabbau entgegenwirkt. Man könnte also meinen, viel Östrogen im Körper zu haben, sei erstrebenswert. Das ist insofern korrekt, da nur mit ausreichend Östrogen der Eisprung ausgelöst werden und ein gesunder Menstruationszyklus existieren kann. Östrogen ist hierbei der Überbegriff für unterschiedliche Arten von Östrogen. Gemeint ist vor allem in den fruchtbaren Jahren das Östradiol (E2) und ab der Menopause das sogenannte Östron (E1).

Achtung: Die Annahme, besonders viel Östrogen im Körper sei besonders gut, ist falsch! Ein zu hoher Östrogenspiegel ist kontraproduktiv, da Östrogen zur Ansammlung von Flüssigkeit im Gewebe führt und daher Wassereinlagerungen herbeiführen kann. Schnell kann sich eine Östrogendominanz ausbilden, die zu Gewichtszunahme oder in den fruchtbaren Jahren zu schmerzhaften Blutungen oder PMS führen kann.

SO KANN SICH EINE ÖSTROGENDOMINANZ BEMERKBAR MACHEN

Eine Östrogendominanz ist eine häufig vorkommende hormonelle Dysbalance, die mit einfachen Mitteln gut in den Griff zu bekommen ist. Eine Östrogendominanz kann sich auf vielerlei Arten äußern:

- Gewichtszunahme (oder keine Gewichtsabnahme)
- Wassereinlagerungen
- Schmerzen vor oder während der Periode
- Gewebe oder »Stückchen« im Periodenblut
- Unwohlsein während der Eisprungzeit

Exkurs

Darmgesundheit

Neben den großen Faktoren Regeneration, Ernährung und Training kann es sinnvoll sein, einen Blick auf deine Verdauung zu werfen. Was ich dir jetzt erkläre, wird vielleicht zunächst komplex erscheinen, aber du wirst sehr dankbar über dieses Wissen sein. In unserem Darm leben Mikroorganismen wie Pilze, Bakterien oder Viren. All diese Mikroorganismen bilden das Darmmikrobiom. Das Darmmikrobiom ist unverzichtbar für unsere Verdauung, unser Immunsystem und sogar für unsere Psyche. Auch unser zentrales und vegetatives Nervensystem (ab Seite 162) wird durch das Darmmikrobiom beeinflusst. Der Darm ist zusammen mit der Leber das größte Entgiftungsorgan und außerdem zuständig für die korrekte »Entsorgung« unserer Hormone über den Stuhl. Es gibt im Darmmikrobiom einen eigenen Teilbereich, der sich einzig auf die Verstoffwechselung der Östrogene konzentriert: das Östrobolom. Die Bakterien des Östroboloms produzieren das Enzym β-Glucuronidase, welches das Östrogen von seiner inaktiven Form wieder in die aktive Form bringt, woraufhin das Östrogen zurück in den Blutkreislauf gelangen kann. Eine zu hohe Produktion von β-Glucuronidase kann also zu einer Östrogendominanz führen. Wichtig wird dieser Fakt immer dann, wenn sich das Darmmikrobiom infolge von wechselnden Lebensumständen verändert. Nennenswert ist hier vor allem der Eintritt in die menopausale Zeit. Um die Menopause herum verändert sich das Darmmikrobiom und hat eine ungünstigere Beschaffenheit. Auch eine Antibiotikaeinnahme stört das Darmmikrobiom langfristig. Wer also seine Hormone in Balance wissen will, kümmere sich liebevoll um das eigene Darmmikrobiom und Östrobolom. Hier sind ein paar Dinge, die du sofort ändern kannst, um dein Östrobolom zu stärken:

- Iss Probiotika! (Fermentierte Produkte eignen sich sehr gut, bspw. Sauerkraut oder Kimchi, Kombucha, Tempeh oder Joghurt.)
- Achte auf eine ballaststoffreiche Ernährung (Vollkornprodukte, Hülsenfrüchte, Gemüse und Obst).

→

- Reguliere dein persönliches Stresslevel.
- Bitterstoffe helfen dem Körper bei der Entgiftung. Es gibt bittere Tropfen oder Bitterstoff-Tees zu kaufen, du kannst aber ebenso gut auf Lebensmittel wie Rucola, Chicorée oder andere Kohlsorten zurückgreifen.

Es ist wichtig, dass wir auf unserem Weg zum hormongesunden Training verstehen lernen, dass es nicht *den einen Weg* oder *den besten Tipp* für alle Frauen gibt. Ein hormongesundes Leben und Training birgt für jede Frau andere Herausforderungen und Möglichkeiten, weshalb es so wichtig ist, den eigenen Körper als etwas ganz Besonderes zu betrachten, der nur deswegen jeden Tag so gut funktioniert, weil viele Prozesse, die du nicht einmal mitbekommst, zusammenspielen. Hast du zum Beispiel schon mal so starke Bauchschmerzen gehabt, dass du gleichzeitig Kopfschmerzen bekamst? Oder warst du schon mal so aufgeregt, dass deine Atmung, deine Herzfrequenz und deine Verdauung gleichzeitig schneller wurden?

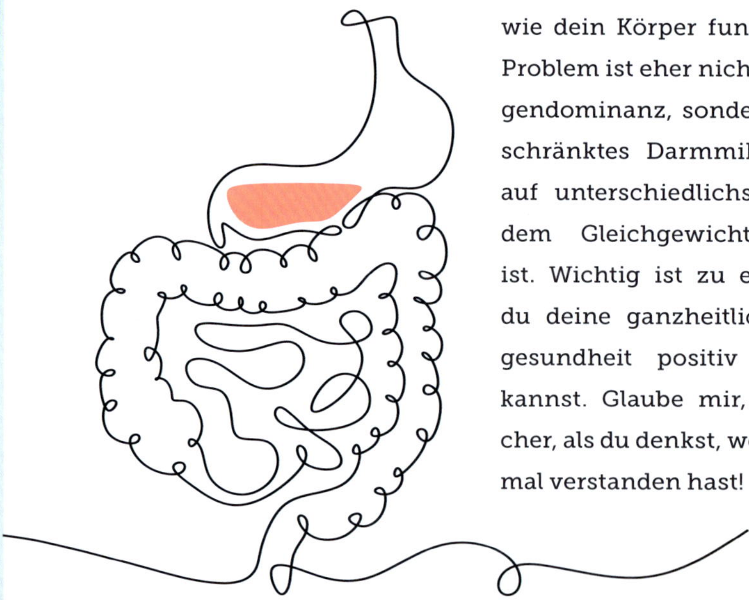

An diesen Beispielen erkennst du, wie dein Körper funktioniert: Das Problem ist eher nicht deine Östrogendominanz, sondern ein eingeschränktes Darmmikrobiom, was auf unterschiedlichste Arten aus dem Gleichgewicht gekommen ist. Wichtig ist zu erkennen, wie du deine ganzheitliche Hormongesundheit positiv beeinflussen kannst. Glaube mir, es ist einfacher, als du denkst, wenn du es einmal verstanden hast!

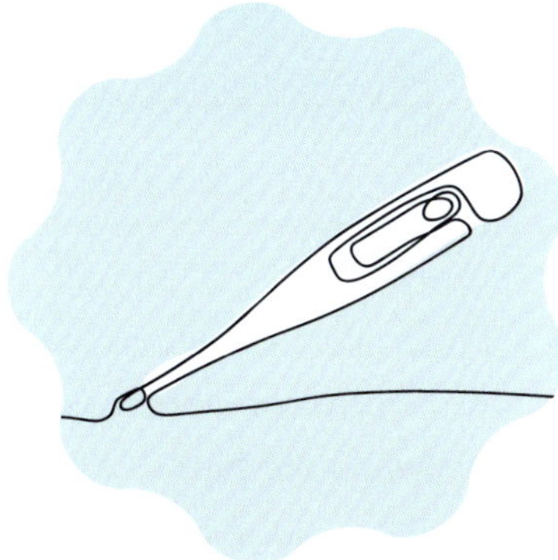

Progesteron

Der Gegenspieler des Östrogens ist Progesteron. Progesteron wird in den fruchtbaren Jahren fast ausschließlich nach dem Eisprung gebildet – auch die Nebennieren produzieren in geringem Maße Progesteron, aber im Vergleich zum Eisprung ist das fast zu vernachlässigen. Progesteron ist essenziell für die Hormongesundheit der Frau. Es wirkt katabol auf den Organismus, das bedeutet: abbauend. Es sorgt dafür, dass das Immunsystem leicht eingeschränkt arbeitet, damit eine mögliche Einnistung nicht abgestoßen wird. Darüber hinaus wirkt Progesteron thermogenetisch, es erhöht also die Körpertemperatur und damit auch die Schweißschwelle. Wenn Progesteron im Körper dominant ist, fällt es dem Organismus schwerer, Glykogen im Muskel zu speichern. **Es reicht aus, sich diese Effekte bewusst zu machen, um zu verstehen, dass Hormone unser Training *natürlich* beeinflussen.**

Testosteron

Testosteron wird als männliches Hormon bezeichnet, allerdings ist es in geringem Maße auch im weiblichen Körper anzutreffen. Bei Sportlerinnen ist das Testosteron nicht selten leicht erhöht. Der weibliche Körper ist hier sehr intelligent: Zu viel Testosteron wird in Östrogen umgewandelt, was aber dazu führen kann, dass auch sportliche Frauen an einer Östrogendominanz leiden können.

Exkurs

Die Antibabypille

Wenn du die Antibabypille nimmst, produziert dein Körper keine Hormone, sondern Östrogen und Gestagen werden extern zugeführt. Dadurch werden der Eisprung unterdrückt und die Gebärmutterschleimhaut verändert. Das erschwert die Befruchtung und verhindert die Einnistung der Eizelle. Die Pille steht bei sportlichen Frauen immer wieder in der Kritik: Leistungseinbußen (Muskelaufbau, aerobe Kapazität), Gewichtszunahme und Thromboserisiko sind hier als störende und leider auch gefährliche Nebenwirkungen zu nennen. Die Vorteile der Pille sind vor allem die Planbarkeit von Wettkämpfen, da die Blutung verschoben werden kann. Der Nachteil allerdings: Es kann nicht zyklusbasiert trainiert werden, da weder ein Eisprung noch eine »echte« Periodenblutung vorhanden sind.

Wenn du an einer Zyklusstörung leidest und als Folge dessen die Pille nimmst, wird die Zyklusstörung durch die Pille maskiert, allerdings nicht geheilt. Wann immer du die Pille absetzt, wird die Zyklusstörung höchstwahrscheinlich wieder auftreten. Der Weg in ein hormongesundes Leben kann dann unter Umständen anstrengender und langwieriger sein, es ist aber in den meisten Fällen trotzdem möglich, Hormongesundheit zu etablieren.

Ich spreche mich nicht per se gegen die Einnahme der Pille aus, allerdings beobachte ich, dass sie oft viel zu leichtfertig verschrieben wird und Frauen wenig darüber wissen, was dieses kleine Ding im Körper eigentlich anstellt. Es geht mir also vielmehr darum, dass du eine *echte* Entscheidung für oder gegen die Pille triffst und sie nicht als einzige Lösung für deine Hormon- oder Zyklusstörung siehst oder ob du sie zur Verhütung einnimmst. Eine Entscheidung, die wir im Wissen aller Vor- und Nachteile getroffen haben, macht uns selbstwirksam und bringt uns in die Eigenermächtigung. Die Antibabypille ist ein Medikament wie jedes andere und hat neben positiven Wirkungen auch einige unangenehme Effekte, die es bei der Entscheidung zu beachten gilt. Wenn du bei der Einnahme der Pille ein ungutes Gefühl hast, dann solltest du über Alternativen nachdenken und mit deiner Gynäkologin sprechen.

Der weibliche Zyklus

Die weibliche hormonelle Dynamik zu verstehen ist ein wundervolles Tool, um sich selbst und den eigenen Körper endlich (besser) zu verstehen. Für mich ist es immer wieder so schön zu erkennen, welche Brücken der Sport auch hier schlagen darf. In fast allen meinen Coachings gelangen die Frauen irgendwann an einen Punkt, an dem sie merken: Ich habe zwar angefangen, meinen Zyklus kennenzulernen, um sportlich leistungsfähiger zu werden, aber ich verstehe erst jetzt, welchen Einfluss er auf mein ganzes Leben hat.

In unserer Welt lernen wir, dass wir jeden Tag das Gleiche liefern sollen. Wir arbeiten von neun bis fünf und gönnen uns am Wochenende eine Pause. Es wird also vorausgesetzt, dass jeden Tag dieselbe Energie vorhanden ist. Natürlich ist das schon für Männer schwierig einzuhalten, denn kein Mensch auf dieser Welt kann wohl dauerhaft jeden Tag das Gleiche leisten; für Frauen ist diese Erwartung allerdings noch schwieriger zu erfüllen. Das Energielevel von Frauen variiert nämlich über den Zyklus hinweg. Ich verspreche dir, wenn du anfängst, deinen Zyklus zu beobachten, wirst du merken, dass du an ein paar Tagen im Monat eher bei 40 Prozent deiner Leistungsfähigkeit liegst und an anderen dafür bei 160 Prozent. Während starke psychische Verstimmungen oder Schmerzen im Zyklusverlauf nicht normal sind, gehört ein von Woche zu Woche differierendes Energielevel bis zu einem bestimmten Punkt dazu, solange es dich in deiner Lebensqualität nicht einschränkt. Dann besteht Handlungsbedarf! **Dass wir uns an einem Tag leistungsfähiger fühlen und am anderen lieber ausruhen wollen, hat eine bestimmte Funktion: Dein Körper hat das Ziel, neues Leben zu schaffen, jeden Monat wieder!**

Ich wünsche mir für dich, dass auch dir langfristig der Transfer vom sportlichen zyklusbasierten Training in deinen zyklusbewussten Alltag gelingt. Es lohnt sich auf jeden Fall! Also: Lass uns starten und uns den Menstruationszyklus einmal genauer anschauen:

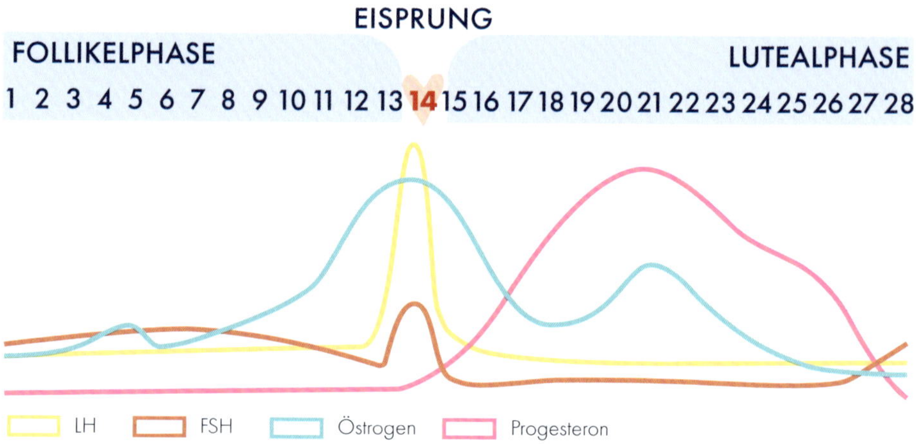

»Alle vier Wochen, also nach 28 Tagen, haben wir unsere Periode. In der Mitte unseres Zyklus befindet sich der Eisprung.« Das habe ich damals in der Schule genauso gelernt, und so haben die meisten Menschen den Menstruationszyklus noch im Kopf. Diese Aussage vergisst du jetzt bitte sofort und für immer, und wir fangen noch mal von vorn an.

Wird ein Mädchen geboren, kommt es bereits mit allen Eizellen, die es jemals besitzen wird, auf die Welt. Ungefähr ein bis zwei Millionen bringt jede von uns mit, wobei bis zur Pubertät noch ungefähr 300 000 bis 400 000 davon übrig sind. Mit der ersten Periodenblutung, der Menarche, beginnen die Eizellen zu reifen. Die Eizellen reifen nicht willkürlich, sondern folgen einem ganz klaren Prinzip: **Ein gesunder Menstruationszyklus dauert etwa 21 bis 35 Tage.** Während des Menstruationszyklus spielen vier Hormone eine wichtige Rolle. Östrogen und Progesteron hast du bereits kennengelernt. Diese sind für das generelle Verständnis der variierenden Leistungsfähigkeit des Zyklus absolut entscheidend.

Die Menstruationsphase

Der erste Tag deiner Periode markiert den ersten Zyklustag und den Start deiner Menstruationsphase. In dieser Zeit sind alle deine weiblichen

Sexualhormone auf dem niedrigsten Level. Spannend, wenn wir uns überlegen, dass wir in der Zeit, in der wir bluten, hormonell gesehen den Männern am ähnlichsten sind.

Die Follikelphase

Nach der Menstruationsphase, die drei bis sieben Tage andauert, startet die Follikelphase und beschreibt die Phase bis zum Eisprung. Bitte beachte, dass die Menstruationsphase per Definition ebenfalls Teil der Follikelphase ist. Zur besseren Beschreibung und Trainingsplanung habe ich sie in diesem Buch gedanklich voneinander getrennt. Die Follikelphase zeichnet sich durch eine vergleichsweise niedrige hormonelle Lage aus. Nach der Menstruation bis zum Eisprung steigt das Hormon Östrogen allerdings immer weiter an. Der Anstieg des Östrogens hat sowohl den Peak des follikelstimulierenden Hormons (FSH), das die Eibläschen (Follikel) zum Reifen bringt, als auch des luteinisierenden Hormons (LH), welches den Eisprung auslöst, zur Folge. Außerdem lässt das Östrogen die Gebärmutterschleimhaut anwachsen. Normalerweise wechseln sich beide Eierstöcke mit der Produktion neuer Follikel ab. Sollte es allerdings doch mal dazu gekommen sein, dass beide Eierstöcke gleichzeitig produzieren, wird auch das zweite Follikel wenige Stunden nach dem ersten springen, denn die hormonelle Lage, die den Eisprung auslösen kann, bleibt nur für kurze Zeit erhalten. Der Mythos vom »versteckten« Eisprung ist zwar wahr, allerdings kann er nicht wahllos im Zyklus auftreten, sondern lediglich bis zu 24 Stunden nach dem ersten Eisprung.

Die Lutealphase

Nach dem Eisprung beginnt dann die Lutealphase. Hier ist Progesteron das vorrangig »herrschende« Hormon. Progesteron wird aus dem Gelbkörper des Follikels gebildet. Progesteron hat die Funktion, eine potenzielle Schwangerschaft zu erhalten. Man kann also sagen: ohne Eisprung kein Progesteron und ohne Progesteron und Eisprung keine Schwangerschaft. Deswegen sollte nicht die Periode, sondern der Eisprung als wichtigstes Geschehen im Zyklus gewertet werden. Neben Progesteron ist auch Östrogen auf einem relativ hohen Level. Da Progesteron den Effekten von Östrogen entgegenwirkt, merken wir hier allerdings lediglich den Einfluss des Progesterons. Während die Länge der Follikelphase von Frau zu Frau deutlich variieren kann, hat die Lutealphase eine vorgegebene Länge von zehn bis 16 Tagen. Kam es während des Eisprungs nicht zur Befruchtung einer Eizelle, so setzt nach spätestens 16 Tagen die Periode ein, und der Kreislauf startet von vorn. Der Neustart des Zyklus geht mit einem rapiden Abfall von Östrogen und Progesteron einher, den viele Frauen bemerken und entweder als erleichternd oder belastend beschreiben.

Ernährung in der Lutealphase

In der zweiten Zyklusphase benötigt der Körper unsere Unterstützung mehr als in der ersten. Der Blutzuckerspiegel schwankt deutlicher, und wir benötigen im Schnitt pro Tag etwa 200 Kalorien mehr. Verständlich also, dass Frauen gegen Ende ihres Zyklus Heißhungerattacken haben oder während ihrer Periode nur essen könnten. Immerhin haben sich hier über die vergangenen Tage der Lutealphase einige verlorene Kalorien angesammelt. Ebenfalls reagiert der Blutzuckerspiegel mit deutlicheren Schwankungen auf dieses Phänomen, was wiederum den Cortisolspiegel ansteigen lässt. **Es ist also ratsam, in der zweiten Zyklusphase die Kalorienzufuhr durch proteinreiche Mahlzeiten zu erhöhen und den Blutzuckerspiegel durch mehrere kleine Mahlzeiten am Tag zu stabilisieren, um die Lutealphase zu schützen, die Energie über den ganzen Zyklus zu erhalten und PMS und schmerzhafte Perioden zu lindern.** Du unterstützt deinen Körper außerdem, indem du direkt nach längeren oder intensiveren Einheiten eine kleine Mahlzeit zu dir nimmst.

Was die Phasen aus uns »machen«

Was recht sachlich und schlüssig klingt, beeinflusst allerdings nicht nur den Reproduktionsprozess von Frauen, sondern auch die körpereigenen Empfindungen in den jeweiligen Phasen. Östrogen wirkt anabol auf deinen Organismus; das bedeutet, dass dein Körper in dieser Phase in der Lage ist, Muskeln besser aufzubauen und harte Trainingsreize gut umzusetzen. Hier kannst du intensive Einheiten forcieren. Achte allerdings darauf, dass du dir während der ersten Tage der Menstruation Ruhe gönnst, wenn du das Bedürfnis danach verspürst. Hier können regenerative Tage sinnvoll eingebaut werden. Der Körper kann in der Follikelphase besser mit Stress umgehen, und der Blutzuckerspiegel ist ebenso stabiler als in der Lutealphase. Das gilt es, in der Trainingsplanung später zu berücksichtigen.

Die zweite Zyklusphase beginnt am Tag nach deinem Eisprung und endet am Tag vor deiner nächsten Blutung. Hier ist das Hormon Progesteron dominant, welches katabol, also abbauend auf deinen Organismus wirkt. Es bietet sich an, dein Training in niedrigeren Intensitätsbereichen zu halten. Du kannst intensive Einheiten integrieren, solltest die Umsetzung der Trainingsreize aber durch ausreichend Regeneration und eine höhere Nährstoffzufuhr unterstützen. Es ist ratsam, den Trainingsumfang in dieser Phase zu erhöhen und die Intensität etwas zu reduzieren. Erste Studien liefern die Ergebnisse, dass die Ausdauerleistungsfähigkeit in der Lutealphase erhöht ist. Da der Körper weniger gut mit Stress umgehen kann, lohnt es sich, Stress im Training, im Alltag und in der Ernährung zu reduzieren, um die Lutealphase stabil zu halten. Bricht die Lutealphase vor dem zehnten Tag nach dem Eisprung ab, so spricht man von einem Progesteronmangel, was sich wiederum negativ auf die Hormongesundheit auswirkt.

Zyklusstörungen und ihre Ursachen

Viele Frauen leiden an Zyklus- oder Hormonstörungen, wie

- PMS,
- schmerzhaften oder sehr starken Periodenblutungen,
- sehr kurzen oder sehr langen Zyklen,
- Progesteronmangel (aufgrund von z. B. einer zu kurzen zweiten Zyklusphase),
- relativer oder absoluter Östrogendominanz,
- Ausbleiben der Periodenblutung (bei sportlichen Frauen häufig Amenorrhoe, aber auch PCOS möglich).

Je nach Studienlage sind es bis zu 90 Prozent der Frauen, die im Laufe ihres Lebens einmal oder dauerhaft PMS erlebten.[2] Eine Großzahl an Frauen leidet darüber hinaus an einem Ausbleiben der Periode. Die Gründe und Diagnosen hierfür sind unterschiedlich und sollten individuell mit kompetentem medizinischem Fachpersonal beleuchtet werden.

Trotzdem gilt an dieser Stelle zu erwähnen, dass vor allem sportlich aktive Frauen von Zyklus- und Hormonstörungen betroffen sind. Ich möchte dir von einer Athletin erzählen, deren Geschichte ich verwenden durfte, ihren Namen habe ich aber geändert. Ihr Beispiel zeigt, wie komplex und genial das weibliche Hormonsystem funktioniert.

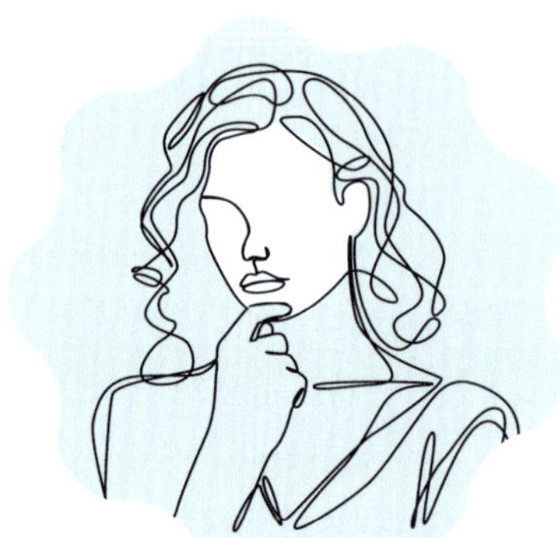

DIE PERIODE BLIEB AUS

Storytime

Anika kam mit einer Hypothalamischen Amenorrhoe in mein Coaching. Das bedeutet, dass ihre Periodenblutung für mehr als zwölf Wochen ausgeblieben ist. Sie hatte zwei Jahre zuvor mit dem Laufen begonnen und mehrmals pro Woche HIIT-Work-outs via YouTube absolviert. Dadurch nahm sie einige Kilos ab, aber seit fast einem Jahr blieb nun die Periodenblutung aus, was Anika verständlicherweise sorgte. Sie bekam bei ihrer Frauenärztin keine (wirkliche) Hilfe.

Ich möchte an dieser Stelle niemandem Kompetenzen absprechen. Die Arbeit von Frauenärztinnen ist wahnsinnig wichtig, und meiner Meinung nach mangelt es ihnen auch nicht an Wissen, sondern an Zeit, die Patientin wirklich eingehend zu untersuchen und Veränderungen im Leben zu erfragen. Aus diesem Zeitmangel heraus wird die Antibabypille oft als Lösung präsentiert. Allerdings werden durch die Gabe von externen Hormonen Zyklusstörungen lediglich maskiert, und sie werden wohl wiederkommen, sobald die Pille abgesetzt wurde – von den Nebenwirkungen mal ganz abgesehen.

Ich erinnere mich, wie mir die damals Siebenundzwanzigjährige sagte: »Ich habe Angst, dass ich keine Mama werden kann.«

Was bei Anika und so vielen anderen Frauen passiert ist: Die Balance aus Regeneration, Training und Ernährung war massiv aus dem Gleichgewicht geraten. Durch ihr neues sportliches Leben hat Anika zwar abgenommen, aber da sie ihre Ernährung nicht angepasst hat, ist sie in ein sogenanntes relatives Energiedefizit gerutscht. Das heißt, ihr Körper hatte in Relation zu ihrer sportlichen Aktivität nicht genügend Energie zur Verfügung.

Außerdem legte sie kaum Pausentage ein und trainierte meistens im hochintensiven Bereich. Diese beiden Faktoren sorgten dafür, dass Anikas Körper im Dauerstress war.

Das falsche Training, zu wenig Regeneration, Energiemangel, all das sind Faktoren, die den Cortisolspiegel ansteigen lassen und den Körper in den Überlebensmodus katapultieren. Damit will uns der Körper nichts Böses, sondern er erkennt, dass gerade keine Energie für neues Leben da ist.

CORTISOL UND FRUCHTBARKEIT

Wie das beides zusammenhängt, ist relativ leicht zu erklären: Cortisol hat denselben Syntheseweg wie Östrogen und Progesteron. Cortisol, Östrogen und Progesteron werden allesamt aus Cholesterin gebildet, also aus einer fettähnlichen Substanz. Wer jetzt denkt: »Cholesterin ist doch gefährlich«, der merke sich bitte: Es gibt Cholesterin, das lebensnotwendig für uns ist, weshalb es wichtig ist, Fette zu konsumieren. Die Hormonproduktion kann nämlich eingeschränkt werden, wenn zu wenig Cholesterin im Körper vorhanden ist oder wenn zu viel Cortisol produziert wird. Wird zu viel Cortisol produziert, hat das zur Folge, dass weniger Sexualhormone gebildet werden können, und es findet irgendwann kein Eisprung mehr statt.

Warum brauchen wir den Zyklus überhaupt?

Ich verstehe, dass Frauen das Ausbleiben ihrer Periode zunächst nicht als wahnsinnig tragisch wahrnehmen, vor allem wenn aktuell kein Kinderwunsch besteht. Immerhin geht es ihnen gut, sie sind fit und aktiv. Wenn es nach mir gehen würde, wäre der Menstruationszyklus ein weiteres Vitalzeichen, genauso wie Herzfrequenz oder Geschwindigkeit. Die Zyklusgesundheit gibt Aufschluss darüber, ob der Körper im Gleichgewicht ist. Wenn der Zyklus ausbleibt, kann das Langzeitfolgen haben, wie zum Beispiel Osteoporose im Alter. Wenn Frauen das Ausbleiben der Periode übergehen, folgen anschließend meist Erschöpfungszustände oder bei sportlichen Frauen Ermüdungsbrüche und Leistungseinbußen. Wenn unser Zyklus also nicht mitspielt, ist Handlungsbedarf da.

Das Ausbleiben der Periode, eine verringerte Knochendichte und ein Mangel an Energiezufuhr wird im Sport auch als das Female Athlete Triad bezeichnet.

In der Welt des Sports wird diese Problematik immer öfter ernst genommen. Ein weiter gefasstes Krankheitsbild berücksichtigt noch andere Komponenten: Das Relative Energiedefizitsyndrom im Sport, kurz

RED-S: Es tritt vor allem bei Sportlerinnen auf, die Sportarten ausüben, bei denen ein geringes Körpergewicht eine Rolle spielt, wie zum Beispiel beim Turnen oder im Ausdauersport. Die Symptome gehen allerdings über das Ausbleiben der Periode und die verringerte Knochendichte hinaus: So sind zum Beispiel wiederkehrende Infektionskrankheiten, depressive Verstimmungen oder eine verminderte Leistungsfähigkeit erste Anzeichen von einer zu geringen Energiezufuhr. Leider haben die allermeisten Sportlerinnen (je nach Studie sogar über 90 Prozent) mindestens ein Symptom von RED-S. Ich möchte dich deshalb dazu ermutigen, die Tipps in diesem Buch zu beherzigen.

Anika hatte mit an Sicherheit grenzender Wahrscheinlichkeit mindestens eine Vorstufe von RED-S, und es war unverzichtbar für sie, ihre Periode zurückzubekommen.

Den ersten Schritt zu gesunden Hormonen hast du bereits getätigt: Du hast dieses Buch angefangen zu lesen. Wenn du verstehst, wie Frauen richtig trainieren, essen und regenerieren können, ist der Weg zum gesunden Zyklus nicht mehr weit. Anika (und viele andere Athletinnen in meinem Coaching) hatte ihre Periode nach etwa drei Monaten zurück. Drei Monate benötigt der Körper meist *mindestens,* denn solange brauchen die Follikel, um auf die passende Größe für den Eisprung heranzureifen. Zögere bitte nicht, nach Hilfe zu fragen. Ich weiß, dass die Periode immer noch ein Tabuthema ist, aber so viele Menschen machen jeden Tag einen guten Job, um zu helfen. Im Verlauf des Buchs werde ich dir Wege aufzeigen, wie du deine Periode wiederbekommen kannst.

Wenn du an PMS oder schmerzhafter Periode leidest, dann empfehle ich dir, mit dem zyklusbasierten Training zu starten, denn das trägt meist zur Besserung dieser Symptome bei. Nimm diese Beschwerden aber bitte jetzt schon als Warnsignal deines Körpers wahr. **Nicht selten sind PMS und schmerzende Periodenblutungen die Vorboten auf eine ausbleibende Periode.**

Umbruchphasen: Schwangerschaften und die Zeit ab vierzig

Es gibt einen guten Grund, warum ich davon abgesehen habe, ein Buch rein über das zyklusbasierte Training zu schreiben: Aktuell ist das Interesse an dieser Thematik äußerst hoch, und ich verstehe die Faszination, da die hormonellen Veränderungen im Zyklus eine wahre Katapultfunktion für unser Training haben können. Mein Problem damit ist, dass zyklusbasierte Konzepte oft vergessen, dass eine Frau in ihren fruchtbaren Jahren meist eine ganze Zeit lang mit Schwangerschaften und Stillzeiten beschäftigt ist und sich die hormonelle Dynamik ab vierzig schon merklich ändern kann. **Zyklusbasiertes Training ist also nur ein kleiner Ausschnitt davon, wie Training für Frauen funktionieren kann, und exkludiert Schwangere, Stillende, Frauen ab vierzig und alle Frauen mit Hormonstörungen.**

Schwangerschaft

Die Schwangerschaft ist eine ganz neue und besondere Phase im Leben vieler Frauen. In dieser Phase kommt es aber – besonders in Bezug auf Sport – schnell zu Unsicherheiten. Welcher Sport ist gut für mich und mein Kind? Wann kann ich nach der Entbindung wieder anfangen? All diese Fragen klären wir später im praktischen Teil ab Seite 131. Schauen wir nun erst auf die körperlichen und hormonellen Veränderungen im weiblichen Körper während einer Schwangerschaft.

Die Schwangerschaft bleibt dann erhalten, wenn eine befruchtete Eizelle in die Gebärmutter gelangt und die Schwangerschaft ausreichend stabilisiert wird. Dafür ist Progesteron maßgeblich verantwortlich. Das humane Choriongonadotropin (hCG) sogt für eine dauerhafte Erhöhung von Östrogen sowie Progesteron. Während Progesteron die Schwangerschaft stabilisiert, sorgt Östrogen für die Elastizität des Bindegewebes. Gegen Ende der Schwangerschaft kommt es zum Anstieg des Prolaktins, welches die Milchproduktion anregt. Oxytocin wird ebenfalls in erhöhtem Maße produziert, was die Entbindung erleichtert und als Bindungshormon gilt. In den letzten Schwangerschaftswochen wird noch Relaxin produziert und sorgt für die Dehnung, die für die Entbindung wesentlich ist. Relaxin kann nach der Entbindung noch weitere sechs Monate im Körper bleiben, und Oxytocin und Prolaktin werden ebenso in der Stillzeit produziert.

All diese Hormone haben die Eigenschaft, Gewebe, Sehnen und Knorpel im Körper weicher werden zu lassen, was es im Training zu beachten gilt!

Die hormonelle Dynamik ab vierzig

Irgendwann in deinem Leben wird der Zeitpunkt kommen, an dem sich die Reserven deiner vorrätigen Eizellen dem Ende zuneigen. Nicht mehr und nicht weniger signalisiert die Menopause. Die Menopause beschreibt den Zeitpunkt in deinem Leben, an dem deine Periode für zwölf Monate ausgesetzt hat. Dieser Punkt ist also erst nachträglich festzustellen.

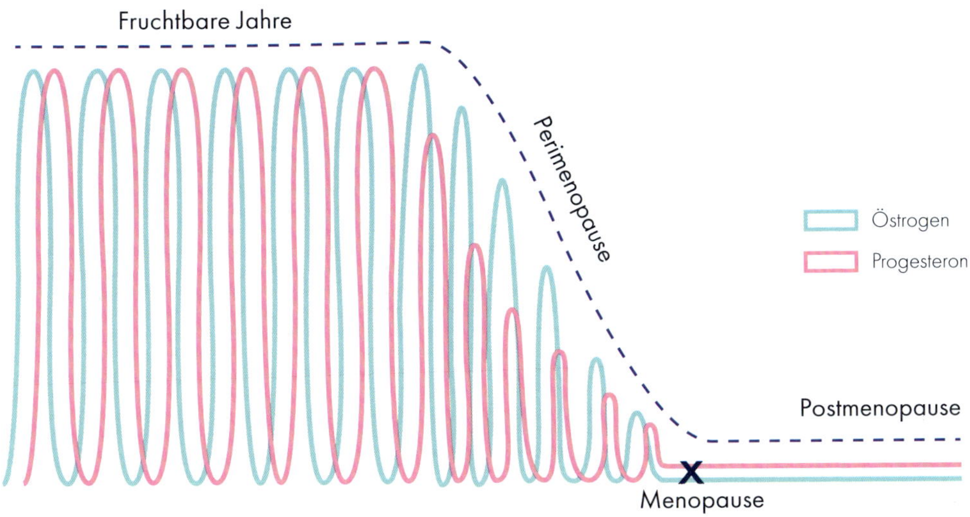

HORMONZYKLUS

Im Durchschnitt ist eine Frau etwa zweiundfünfzig Jahre alt, wenn sie ihre Menopause erlebt. Dein Zyklus wird aber nicht von heute auf morgen sofort ausbleiben. Deswegen ist vor allem im Alter von Ende dreißig bis Anfang vierzig Vorsicht geboten. Wenn dein Zyklus bislang regelmäßig war und du auf einmal das Ausbleiben deiner Periode erlebst, dann ist es durchaus im Bereich des Möglichen, dass nicht die Menopause Grund dafür ist, sondern du wegen unterschiedlicher Faktoren in eine Amenorrhoe gerutscht bist (Näheres ab Seite 129). Ab circa vierzig Jahren kann die Prämenopause bereits beginnen. In der Prämenopause erleben Frauen häufig stärkere PMS-Symptome, oder die Blutung setzt vereinzelt aus. Etwas später startet dann die Perimenopause, also die Phase vor deiner Menopause, und dauert ungefähr vier bis sechs Jahre. In dieser Phase erniedrigt sich der Stoffwechsel langsam und die Östrogen- und Progesteronlevel im Körper sinken, da immer wieder Eisprünge und Periodenblutungen ausbleiben. Aufgrund dessen kann sich hier eine Östrogendominanz ausbilden, da Östrogen zwar ansteigt und einen Eisprung auslösen will, aber kein Follikel mehr bereit ist und der Gegenspieler Progesteron nicht ansteigt. Es kann in dieser Phase zu unterschiedlichen Symptomen wie Hitzewallungen, Nachtschweiß, Schlafstörungen, Ängsten oder gar Depression kommen, wobei unbedingt gesagt werden muss, dass das richtige Training und entsprechende Ernährung massiv zur Verbesserung beitragen können. Das Training kann sich für viele Frauen in der Perimenopause deutlich anstrengender anfühlen als zuvor.

Wenn dein Körper alle Umstellungen durch die Wechseljahre erfolgreich bewältigt hat, befindest du dich in der Postmenopause. Nun beginnt der neue biologische Status für den Rest deines Lebens.

Wusstest du, dass der Mensch die einzige Spezies ist, die die Menopause erlebt? In der Regel sterben Säugetiere, sobald sie sich nicht weiter fortpflanzen können. Sie haben also ihre Funktion in ihrem Leben erfüllt. Auch wenn sich das für manche Frauen in dieser Phase genauso anfühlt, möchte ich das an dieser Stelle einmal wirken lassen: Frauen sind die einzigen Geschöpfe auf der Welt, die – rein biologisch gesehen – nach der Phase der Reproduktion noch eine »Funktion« haben. Welche das ist, das bleibt wohl jeder Leserin selbst überlassen.

Nach der Menopause ist die hormonelle Lage niedrig. Östrogen und Progesteron bleiben auf einem nun konstanten Level. Deswegen fühlt sich das Training jetzt oft wieder leichter an, und die Symptome verschwinden nach und nach – wobei sie noch Jahre nach der Menopause andauern können.

WAS IST MIT HRT?

Hormone Replacement Therapy (HRT) oder auf Deutsch Hormonersatztherapie wird in Deutschland immer populärer. Wie der Name vermuten lässt, handelt es sich hierbei um die externe Gabe von Östrogen und Progesteron über Cremes, Pflaster oder Tabletten, um die Hormone, die eine Frau bis zur Menopause eigenständig produziert hat, zu imitieren. Ziel der HRT ist es, menopausale Symptome wie Hitzewallungen zu lindern. Die Idee, Frauen in der sensiblen und mitunter vulnerablen Phase ihres Lebens zu unterstützen, halte ich für sinnvoll, immerhin werden Menschen generell älter, und Alterserscheinungen wie verminderter Knochendichte kann mit einer HRT entgegengewirkt werden. Allerdings birgt die HRT wie jedes andere Medikament Risiken und Nebenwirkungen, wie zum Beispiel ein leicht erhöhtes Risiko für Brustkrebs, Schlaganfälle oder Herz-Kreislauf-Erkrankungen.[3]

In diesem Buch wirst du lernen, welche anderen Möglichkeiten du neben der HRT (oder darüber hinaus) hast, um während und nach der Menopause möglichst symptomfrei zu bleiben. Ich bin weder Befürworterin noch Gegnerin von HRT (oder der Antibabypille). Mein Ansatz ist lediglich, dich mit all deinen Entscheidungen für deinen Körper zu empowern und dich darin zu bestärken, dich nicht aus Unwissenheit entmündigen zu lassen.

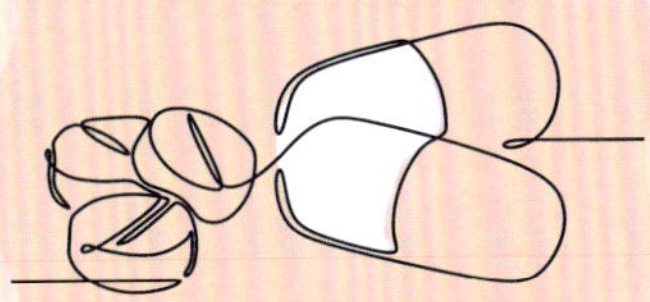

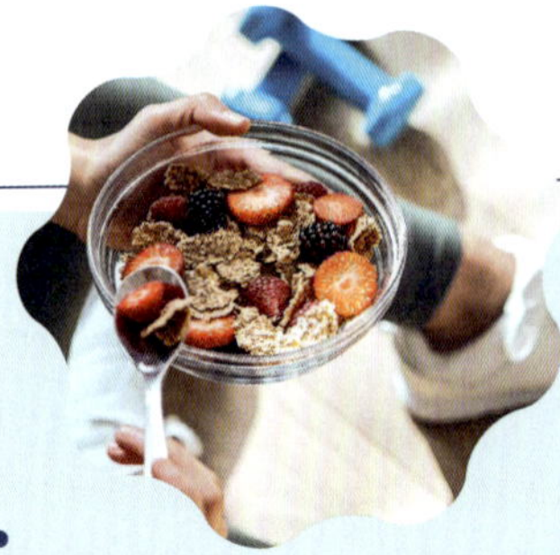

Gesunde Ernährung für Sportlerinnen

Wenn wir über das passende Training für Frauen sprechen, dürfen wir nicht vergessen, dass der Trainingserfolg nur dann eintreten wird, wenn der Körper ausreichend Nährstoffe geliefert bekommt. In fast all meinen Coachings erlebe ich, dass sportliche Frauen eher zu wenig essen, aus Angst zuzunehmen. In den Köpfen von Frauen hat sich das Bild einer schlanken Frau etabliert, die als besonders beliebt und hübsch gewertet wird. Ein Bild, das die meisten Frauen gern bedienen möchten.

Ich erinnere mich an einen Film aus meiner Kindheit und Jugend: *Schokolade zum Frühstück*. Der Film kam 2001 in die Kinos, und Bridget Jones wurde hier als etwas moppelige, chaotische Frau dargestellt, die *trotzdem* zwei Männer zur Wahl hatte. Wenn du dich ebenfalls erinnerst, dann schau dir heute noch mal an, wie Bridget damals aussah: Wie eine heutzutage vollkommen normalgewichtige Frau – meiner Meinung nach ... Zwar werden die jüngeren Generationen mit einer Variante von *Germany's Next Topmodel* groß, in der Heidi nicht mehr die Taillen der jungen Mädchen mit Maßband abmisst oder offensichtlich zu dünnen Frauen erklärt, sie müssten noch etwas mehr Sport machen ... Trotzdem ist das Bild der Frau, die nur dann schön ist, wenn sie auch schlank ist, fest in unseren Köpfen verankert.

Wir lernen, dass das Wohlfühlgewicht nur über Diäten erreicht werden kann, was Frauen dazu bewegt, wenig zu essen. Auf Nahrungsmitteln sehen wir Prozentangaben des täglichen Nährstoffbedarfs, welcher mit einem angenommenen Kalorienbedarf von 2000 Kalorien pro Tag berechnet wird. Die Wahrheit ist allerdings, dass Frauen (und auch Männer) nicht nur darauf achten sollten, wie viele Kalorien der Körper braucht, sondern dass sie verstehen, wie der Körper auf unterschiedliche Lebensmittel und Kaloriendefizite reagiert. Was ich dir mit an Sicherheit grenzender Wahrscheinlichkeit sagen kann: Als sportliche Frau benötigst du höchstwahrscheinlich deutlich mehr als 2000 Kalorien pro Tag und darfst diese magische Grenze ab heute aus deinem Kopf streichen.

Ich möchte dir hier nicht die nächste Formel für deine perfekte Nährstoffverteilung geben, damit du wieder etwas hast, womit du Kontrolle über dein Essen hast. Viel eher möchte ich dich mit den passenden Richtlinien dazu ermutigen, den Weg in ein gesundes Leben zu finden. Das sollte nicht damit einhergehen, dass Essen als Belohnung gesehen wird und du dich schlecht fühlen musst, wenn du mal zu viel gegessen hast. Ausreichend, nährstoffreich und ausgewogen zu essen ist der Grundpfeiler eines langfristig schlanken und fitten Körpers. Ein hormongesunder, vitaler Körper ist unser Ziel, und meiner Erfahrung nach folgt der Wohlfühlkörper meistens erst dann, wenn wir unsere Überzeugungen über Essen, Kalorien und Nährstoffe loslassen und neu lernen. Lass mich das an einem kleinen Beispiel festmachen:

Wie du weißt, beeinflussen sich alle Hormondrüsen gegenseitig. **Vor allem die Schilddrüse reagiert sofort, wenn dem Körper zu wenig Energie zur Verfügung steht.** Dein Körper hat nämlich rein evolutionär gesehen kein Interesse daran, Gewicht zu verlieren. Wenn du weniger als deinen Nährstoffbedarf isst, reagiert die Schilddrüse bereits nach den ersten vier Tagen darauf und reguliert deinen Stoffwechsel so weit nach unten, dass du mit dem, was du isst, überleben kannst. Das heißt, du verbrennst automatisch weniger Kalorien. Wenn du dann als Folge dessen noch weniger isst, befindest du dich in einem Teufelskreis. Glaube mir, ich habe mehrere

Frauen gesehen, die trotz 1600 Kalorien pro Tag (oder weniger) nicht mehr abgenommen, sondern ihre Periode nicht mehr bekommen haben und für Training und Alltag keine oder zu wenig Energie übrig hatten. Du merkst, der Klassiker »Weniger essen, als du verbrauchst«, funktioniert für Frauen nicht so einfach. Viel wichtiger ist also, was du isst und wann.

Für die Hormongesundheit ist vor allem der Zeitpunkt der Nahrungsaufnahme entscheidend. Wenn du erwachst, steigt dein Cortisolspiegel automatisch. Hier benötigt dein Körper den ersten Impuls, dass genug Nahrung zur Verfügung steht – nicht nur deshalb funktioniert Nüchterntraining für Frauen nicht so gut wie für Männer. **Frühstücke deswegen 30 Minuten nach dem Erwachen eine Kleinigkeit. Dein Frühstück sollte ausreichend Proteine (ca. 15 Gramm) und ein paar Kohlenhydrate (ca. 30 Gramm) beinhalten.**

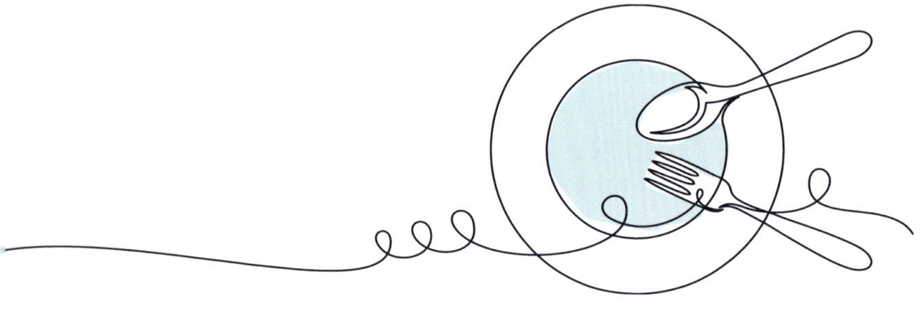

Wenn du am Tag trainierst, ist es wichtig, relativ schnell nach dem Training (ca. 45 Minuten danach) eine proteinreiche (ca. 20–30 Gramm) Mahlzeit zu dir zu nehmen. Auch mit Kohlenhydraten und Fetten musst du nicht sparen. Fette sind essenziell für die Hormongesundheit, denn sie helfen bei dem Transport von Vitaminen und der Bildung neuer Hormone. Kohlenhydrate sind weder böse noch machen sie dick. Sie sind dein Nummer-eins-Energielieferant und deswegen unerlässlich in einer gesunden Ernährung. Vor allem, wenn du aktuell an einer ausbleibenden Periode leidest, darfst du deine Kohlenhydrate deutlich erhöhen, denn sie regen den Hypothalamus wieder dazu an, GnRH zu produzieren, was eine Kettenreaktion auslöst: Als Folge beginnt die Hypophyse (auch Hirnanhangsdrüse), FSH und LH zu produzieren. Wie du weißt, sind diese Hormone essenziell für einen gesunden Menstruationszyklus, weil sie die Eierstockfunktion (re)aktivieren. Deswegen spricht man bei einer ausbleibenden Periode (wenn nichts anderes diagnostiziert wird) auch von einer *hypothalamischen* Amenorrhoe.

Frisch und unverarbeitet

Achte darauf, dass du möglichst unverarbeitet isst. Je unverarbeiteter, desto besser für deinen Blutzuckerspiegel, dein Cortisollevel und deine Hormongesundheit. Gerade bei den Kohlenhydraten macht das einen immensen Unterschied, wie dein Körper auf die Kohlenhydrate reagiert. Außerdem enthalten Vollkornprodukte immer mehr Proteine, was deinen Muskeln guttut. Versuche deswegen, mindestens eine Mahlzeit am Tag frisch zu kochen.

DIE SACHE MIT DEM INTERVALLFASTEN

Einige Frauen werden sich jetzt die Frage stellen, wie sinnvoll Intervallfasten für sie ist. Intervallfasten hat in den letzten Jahren immer mehr Aufmerksamkeit bekommen und beschreibt eine Ernährungsweise, in der über einen relativ langen Zeitraum (mehr als 14 Stunden) nicht gegessen und die Nahrungsaufnahme auf einen gewissen Zeitraum am Tag beschränkt wird. Eine Methode, die für Männer sehr gut zu funktionieren scheint, weshalb sie – mal wieder – pauschal als sinnvolle Möglichkeit zur Gewichtsreduktion empfohlen wird. Frauen rate ich von dieser Ernährungsform ab, weil sie für uns augenscheinlich weniger gut funktioniert und die hormonelle Dynamik durcheinanderbringen kann.

Damit du einen Ansatzpunkt hast, wie du deinen Kalorienbedarf herausfinden kannst und was dein Körper wirklich braucht, um hormongesund zu funktionieren, möchte ich dir hier eine Beispielrechnung mit auf den Weg geben.

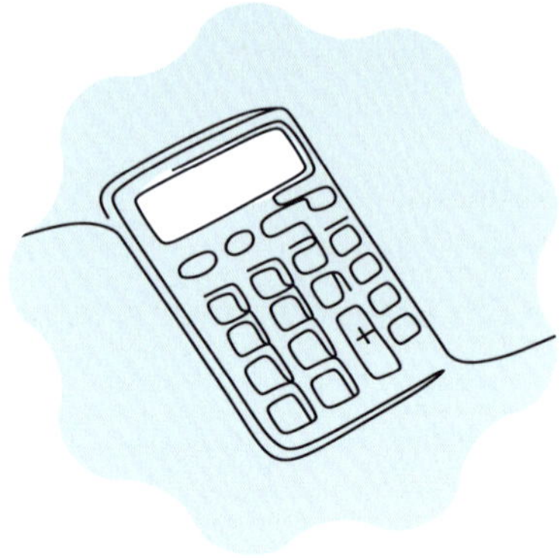

Bestimmung des Kalorien- und Nährstoffbedarfs

Grundlegend ist es wichtig zu verstehen, wie viele Kalorien dein Körper für deinen individuellen Alltag benötigt. Kalorien beschreiben nichts anderes als Energie, die du benötigst, und den Brennwert, den bestimmte Lebensmittel haben. Im ersten Schritt ist es also nötig, deinen Grundumsatz zu berechnen, und so funktioniert's:

SO RECHNEST DU DEN GRUNDUMSATZ AUS (NACH HARRIS & BENEDICT)

Grundumsatz = 655,1 + (9,6 × Körpergewicht [kg])
+ (1,85 × Körpergröße [cm]) – (4,68 × Alter [Jahre])

Das ist dein Kalorienbedarf, damit deinem Körper genügend Energie für alle *lebensnotwendigen* Prozesse zur Verfügung gestellt wird. Lebensnotwendige Prozesse sind deine Verdauung, Atmung, Hirnaktivität oder der Herzschlag. Also alles, was dich am Leben hält. Rechnen wir das einmal beispielhaft für Marie.

GRUNDUMSATZ BEISPIELRECHNUNG

Marie ist 29 Jahre alt und wiegt bei 1,68 Metern 60 Kilogramm.

Grundumsatz (Marie) = 655,1 + (9,6 × Körpergewicht [60])
+ (1,85 × Körpergröße [168]) – (4,68 × Alter [29])

Mathewissen: Rechne erst die Klammern aus, und dann addiere und subtrahiere die Ergebnisse mit- und voneinander.

Marie benötigt also für alle lebensnotwendigen Prozesse ungefähr 1406 Kalorien pro Tag.

Was passiert wohl, wenn Marie jetzt nur diese Kalorienanzahl zu sich nimmt? **Richtig: Der Körper hat keine Energie mehr für alle körperlichen Prozesse, die nicht überlebensnotwendig sind.** Infolgedessen wird die Schilddrüse nun ihre Funktion verlangsamen, damit Marie *überlebt*. Das kann nun zum Periodenverlust und im Alter zu Osteoporose führen.

Wie viele Kalorien dein Körper wirklich braucht, erfährst du, indem du den sogenannten PAL-Faktor hinzurechnest. Der PAL-Faktor ist eine Rechenhilfe für den Kalorienbedarf, gemessen an deiner körperlichen Aktivität (PAL = physical activity level).

PAL-FAKTOR

1,2–1,3	Bei Krankheit/Bettlägerigkeit
1,4–1,5	Bei sitzenden Aktivitäten
1,6–1,7	Bei teilweise gehend/stehenden Aktivitäten
1,8–1,9	Bei hoher Alltagsbewegung
2,0–2,4	Bei Leistungssport oder körperlich anstrengender Arbeit

Marie hat einen meist stehenden Beruf und treibt dreimal pro Woche Sport, daher rechnen wir mal mit einem PAL-Faktor von 1,9 und kommen auf einen Gesamtkalorienbedarf von 2671 Kalorien.

$$1406 \times 1{,}9 = 2671$$

Rechne lieber mit einem leicht höheren PAL-Faktor, wenn du unsicher bist. In der Regel schätzen wir uns etwas unter der körperlichen Aktivität ein, der wir eigentlich täglich nachgehen.

Was wir essen und warum

Im Folgenden ist nun wichtig zu verstehen, *was* wir essen und *warum* wir das tun. Jeder Makronährstoff (Kohlenhydrate, Proteine und Fette) hat pro Gramm eine bestimmte Anzahl an Kalorien.

Proteine

In einer ausgewogenen Ernährung sollten 1,6–2,2 Gramm pro Kilogramm Körpergewicht aus Proteinen stammen. Ja, das ist mehr als das, was du bisher wahrscheinlich gelesen hast. Da Frauen ihre weniger vorhandenen Muskeln schützen wollen, benötigen sie unbedingt ausreichend Proteine! Ein Gramm Protein entspricht 4 Kalorien.

BEISPIEL

Marie benötigt etwa (1,8 g × 60 =) 108 Gramm Proteine, was (108 × 4 =) 432 Kalorien aus Proteinen entspricht.

Fette

1–2 Gramm pro Kilogramm Körpergewicht sollten aus Fetten stammen. Wie du mittlerweile weißt, sind Fette nicht böse. Wir benötigen sie dringend, um Hormone zu produzieren und Vitamine gut aufzunehmen. Das fettlösliche Steroid Cholesterin wird einerseits körpereigen (hauptsächlich in der Leber) produziert und andererseits über tierische Lebensmittel aufgenommen. Veganerinnen müssen also genau hinschauen, vor allem, wenn der Zyklus nicht stabil ist, und vielleicht doch wenigstens Eier in die Ernährung integrieren. Ein Gramm Fett entspricht 9 Kalorien.

BEISPIEL

Marie benötigt etwa (1,5 g × 60 =) 90 Gramm Fette, was (90 × 9 =) 810 Kalorien aus Fetten entspricht.

Kohlenhydrate

Den Rest füllst du mit guten Kohlenhydraten. So stellst du sicher, dass der Körper tatsächlich ausreichend Energie hat. Ein Gramm Kohlenhydrate entspricht 4 Kalorien.

BEISPIEL

Marie benötigt also ungefähr (432 Kalorien + 810 Kalorien =) 1242 Kalorien aus Fetten und Proteinen, es bleiben also (2671 Kalorien – 1242 Kalorien =) 1429 Kalorien aus Kohlenhydraten. Das heißt, Marie benötigt (1429 ÷ 4 =) 357 Gramm Kohlenhydrate.

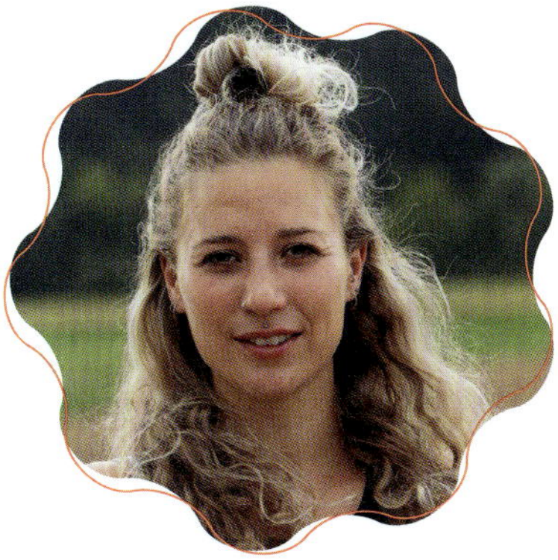

Diese Zahlen dienen dir nicht als Kontrollinstanz für dein Essverhalten, sondern viel eher als Wegweiser für eine nachhaltig hormongesunde Ernährung, bei der dein Körper und dein Hormonsystem gut versorgt sind und wieder beginnen, richtig zu arbeiten. Es kann sein, dass du zunächst leicht an Gewicht zunimmst, was meistens daran liegt, dass Kohlenhydrate mit Wasser eingespeichert werden. Du nimmst also nicht wirklich zu, sondern versorgst deinen Körper endlich gut. Diese Gewichtsschwankungen sollten sich nach wenigen Wochen bis Monaten wieder regulieren.

Beobachte dich mal ein paar Wochen. Und bitte nicht nur die Zahl auf der Waage! Fühlst du dich energiegeladener? Fällt dir das Training leichter? Reguliert sich dein Zyklus langsam? All das sind Anzeichen dafür, dass dein Körper von der neuen Ernährungsweise profitiert.

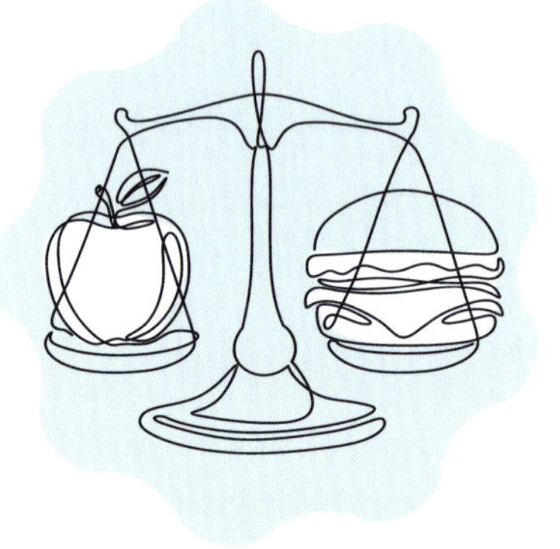

Die richtige Verpflegung rund ums Training

Wenn du möchtest, dass dein Körper die Trainingsreize gut umsetzt, dann ist es nicht nur wichtig, dass du am Tag ausreichend Nährstoffe zu dir nimmst, sondern dich auch um dein Training herum gut versorgst. Sollte deine letzte Mahlzeit vier Stunden oder länger in der Vergangenheit liegen, wenn du zum Sport aufbrichst, ist es ratsam, etwa eine halbe Stunde bis Stunde vorher eine Kleinigkeit, die kohlenhydratreich, proteinmoderat und leicht verdaulich ist, zu dir zu nehmen. So stellst du ein gutes Energielevel für dein Training bereit.

Während des Trainings wollen wir einen stabilen Blutzuckerspiegel und ein konstantes Energielevel haben. Dazu benötigen wir ebenfalls eine kohlenhydratreiche, proteinmoderate und fettarme Verpflegung. Wenn du länger als 90 Minuten (bei manchen Frauen aber auch schon nach 60 Minuten) trainierst, empfehle ich dir, auf gute Sportlerinnennahrung zurückzugreifen wie Sportriegel oder -gels.

Nach dem Training sollte binnen 30 Minuten ein kohlenhydratmoderater und proteinreicher Snack zugeführt werden, um eine gute Regeneration zu gewährleisten.

Du siehst: Training ist nicht gleich Training, und Ernährung ist nicht gleich Ernährung. Deine Ernährung sollte immer zum Ziel haben, deinen Körper gut zu versorgen und deine Hormone bei ihrer Arbeit und Produktion zu unterstützen.

Abnehmen – wie geht das?

Wenn ein Abnehmwunsch besteht, dann werde dir bitte zunächst klar darüber, ob du wirklich abnehmen willst oder doch eher deine Körperkomposition verändern möchtest. Vielleicht jagst du aber auch einem Körperideal nach, das nicht gesund ist. Wie du weißt, erhöht sich die Wahrscheinlichkeit auf eine Amenorrhoe, wenn dein Körperfettanteil unter 20 Prozent fällt.

Wenn du an Gewicht verlieren möchtest, sollte dein erster Weg immer der Weg der Freude und nicht der Bestrafung sein. Finde Freude an Bewegung und habe Spaß daran, deinen Körper mit allen wichtigen Nährstoffen zu versorgen, um Leistung im Sport zu erbringen. Wenn du abnehmen möchtest, dann sollte dein Kaloriendefizit nicht größer als 200 kcal pro Tag sein. Trotzdem möchte ich dich ermutigen, deinem Körper Zeit zu geben, sich an eine Ernährung zu gewöhnen, die nicht aus Mangel besteht. Du wärst nicht die erste Frau, die ich erlebe, die beginnt, mehr und gut zu essen, und plötzlich Gewicht verliert, weil das Hormonsystem wieder in Balance kommt. Warum? Erinnerst du dich an die Steinzeit-Erzählung aus der Einleitung? Eine zu geringe Kalorienaufnahme führt nicht nur dazu, dass die Schilddrüse eingeschränkt arbeitet, sondern sorgt wegen des sich verändernden Cortisolspiegels (zu wenige Kalorien = Stress = Erhöhung des Cortisols) dafür, dass dein Körper weniger bereit dafür ist, Fettreserven tatsächlich loszulassen. An dieser Stelle möchte ich dir gern eine spannende Studie[4] zur Verdeutlichung mit auf deinen Abnehm-Weg geben:

Dass Nüchterntraining für Frauen nicht optimal ist, haben wir bereits erkannt. Für viele ist das lange Fasten aber eine Möglichkeit, über den Tag hinweg Kalorien einzusparen. In einer Übersichtsarbeit wurden die Effekte von Nüchterntraining im Vergleich zu Training nach Nahrungsaufnahme auf Energieverbrauch, Hungergefühl und Hormonausschüttung untersucht. Die Gruppe, die nüchtern trainierte, ohne sich danach ausreichend zu versorgen, hatte dadurch weniger Kalorien über den Tag zu sich genommen. Das bedeutet, die Personen aus dieser Gruppe waren meist nicht mehr in der Lage, das zu kompensieren, was ihnen an Kalorien durch das Nüchterntraining ohnehin schon gefehlt hat. Klingt ja eigentlich ganz verlockend, wenn das große Ziel ist, Kalorien einzusparen, oder? Aber jetzt kommt der Haken: Diese Personengruppe hat im Schnitt auch ihren durchschnittlichen Energieverbrauch über den Tag deutlich reduziert. Das heißt im Umkehrschluss, dass sie im Endeffekt nicht mehr Fett verloren hat als die Gruppe, die ihr Training im gut versorgten Zustand absolviert hat. Diese Studie zeigt, dass Nüchterntraining für die Körperfettreduktion gar nicht so sinnvoll ist.

Im Gegenteil: Der Prozess der Gewichtsabnahme ist wahrscheinlich noch viel anstrengender, als er es sein müsste. Spannend ist nämlich, dass im Vergleich zu den Gruppen, die vor dem Training aßen, die Gruppen, welche nüchtern trainiert haben, insgesamt ein viel größeres Hungergefühl verspürt hatten. Wenn du Gewicht abnehmen willst, achte also eher darauf, was und wann du isst, anstatt ständig auf die Kalorienmenge deiner Lebensmittel zu schielen.

DEINE TOP-ABNEHMTIPPS – LANGFRISTIG UND OHNE JO-JO-EFFEKT

- Deine Kalorienaufnahme sollte nur ca. 200 Kalorien unter deinem errechneten Kalorienbedarf liegen (und ja, das ist wahrscheinlich mehr, als du gerade zu dir nimmst!).
- Achte auf eine gesunde Verdauung und ein gutes Darmmikrobiom (siehe Seite 35).
- Erhöhe deine Proteinzufuhr, denn Proteine benötigen mehr Energie, während sie verdaut werden.
- Halte deinen Blutzuckerspiegel stabil und iss regelmäßig.
- Befolge die Ernährungsempfehlungen aus diesem Kapitel.
- Versorge dich gut rund ums Training.

Lass uns über Hydrierung sprechen

Neben einer guten, ausgewogenen und nährstoffreichen Ernährung ist auch die richtige Hydrierung ein weiterer Schlüssel in ein leistungsstarkes, sportliches Leben. Neben der passenden Verpflegung solltest du dich während der Trainingseinheiten auch mit ausreichend Flüssigkeit versorgen. Als Faustregel gilt hier, ab etwa einer Stunde Belastung regelmäßig zu trinken. Nicht nur während der Einheiten, auch im Alltag ist es wichtig, den Flüssigkeitsverlust, der durch das Training entstanden ist, auszugleichen. Dein Getränk der Wahl sollte in aller Regel Wasser und ungesüßter Tee sein. Wie viel dein Körper für eine gute Funktion benötigt, ist sehr individuell. Ein guter Richtwert für sportliche Frauen sind dabei mindestens zwei Liter.

Vor allem an warmen Tagen empfiehlt es sich, zusätzlich Elektrolyte zuzuführen. **Elektrolyte sind Mineralstoffe in deinem Blut, Urin oder Schweiß und entscheidend für einen gut funktionierenden Wasserhaushalt und eine gesunde Muskel- und Nervenfunktion.** Wenn wir von Elektrolyten sprechen, dann meinen wir konkret Kalium, Calcium, Magnesium, Natrium, Chlorid und Phosphat. Es steht jeder Sporttreibenden frei, hier auf entsprechende Sportgetränke zurückzugreifen, was Sinn ergibt, da wir mehr Elektrolyte verlieren, je mehr wir schwitzen.

GESUNDER DRINK BEIM SPORT

Ein einfacher Helfer kann aber schon dieses Rezept für dein Training (bei Hitze) sein:

- 1/3 Apfelsaft
- 2/3 Wasser
- 1 Prise Salz

Trainiere wie eine Frau!

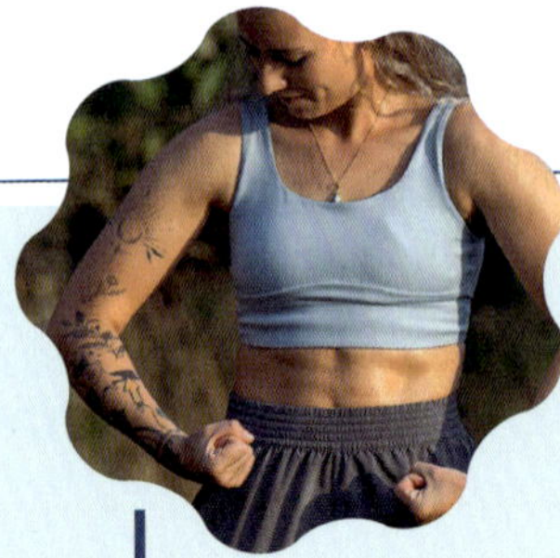

Ich glaube fest daran, dass Frauen aktuell weit unter ihrem Potenzial trainieren und wir im Training ein Grundverständnis für die unterschiedlichen Bedürfnisse der einzelnen Lebensphasen der Frau etablieren dürfen!

Der theoretische Teil ist geschafft. Du hast nun verstanden, worin sich der weibliche Körper vom männlichen unterscheidet und welche Hormone und Lebensphasen im Leben einer Frau besonders zu berücksichtigen sind. In diesem Teil des Buches wird es endlich praktisch. Zunächst wird eine Grundlage gelegt, welche Dinge frau grundsätzlich in ihrem Training berücksichtigen sollte. Erst dann wird jede Lebensphase gesondert betrachtet. **Die große Frage in diesem Kapitel lautet also: Wie trainiere ich als Frau richtig?**

Nach und nach werden wir dieser Frage auf den Grund gehen. Zu Beginn aber erst mal eine gute Nachricht für dich, vor allem, wenn du bisher noch keinen Sport treibst:

Generell wissen wir, dass Bewegung und Sport wahnsinnig wichtig für unseren Organismus sind, damit er gesund bleibt und lang funktioniert. Wichtiger sogar, als Normalgewicht zu haben. In erster Instanz ist also gar nicht so wichtig, *wie* du dich bewegst, sondern *dass* du dich bewegst!

Im Jahr 2024 wurde untersucht, wie viel Sport für Frauen und Männer tatsächlich vonnöten sei, um das Maximum für die Herzgesundheit und ein langes Leben herauszuholen. Die Antwort: Männer benötigen ungefähr 300 Minuten Sport pro Woche im moderaten bis hochintensiven Bereich, was fünf Stunden Sport entspricht – gar nicht mal so wenig! Frauen haben einen ähnlich positiven Effekt bei gerade einmal 140 Minuten, also knappen 2,5 Stunden Sport im moderaten bis hochintensiven Bereich.[5] Klingt machbar, oder? Also, lasst uns in ein langes, sportliches und (hormon-)gesundes Leben starten!

Wichtige Faktoren

Grundsätzlich geht es beim frauenspezifischen Training vorrangig darum, den Cortisolspiegel möglichst gering zu halten, um Muskelaufbau und Gewichtsabnahme zu erleichtern und Hormonstörungen zu vermeiden. Hierfür lohnt ein Blick auf die Dinge, die im weiblichen Organismus unnötigen Stress auslösen:

Nüchterntraining

Das Training auf nüchternen Magen gilt immer noch als *das* Training für den Fettstoffwechsel. Das stimmt auch … für Männer. Den weiblichen Körper stresst das Nüchterntraining ungemein. Wenn du an Zyklusstörungen wie PMS oder ausbleibender Periode leidest, solltest du diese Einheiten komplett vermeiden. Auch bei einem gesunden Zyklus sind Einheiten auf nüchternen Magen nur bedingt nützlich. Frauen ab vierzig verzichten aufgrund von intensiveren Blutzuckerschwankungen und einem generell höheren Cortisolspiegel am besten komplett auf das Training ohne Frühstück. Wir erinnern uns: **Unser Fettstoffwechsel funktioniert sehr gut, und der Stress, den Nüchterneinheiten auf die weibliche Physiologie haben, steht meist in keinem Verhältnis zum Trainingseffekt.** Also: Schmeiß das Nüchterntraining am besten direkt aus deinem Trainingsplan oder zumindest aus deiner Lutealphase, denn einige Frauen vertragen

Nüchterntraining in der Follikelphase noch ganz gut. Ich weiß, dass viele Frauen an ihrem Nüchterntraining hängen und sich ohne schweres Essen besonders leicht und frei beim Training fühlen. Ich möchte dir das gar nicht absprechen, sondern dich lediglich dafür sensibilisieren, dass dein Training vielleicht noch besser laufen könnte, wenn du dich ausreichend versorgst – und deine Zyklusstörung möglicherweise hier ihren Ursprung hat. Bleibe also neugierig, und probiere doch einfach mal aus, wie es sich anfühlt, gut verpflegt ins Training zu starten.

KEINE ZEIT ZUM FRÜHSTÜCKEN

Wenn du aus Zeitgründen vermeintlich nur Nüchterntraining absolvieren kannst, dann probiere doch mal das: Bereite dir dein Frühstück, welches du nach dem Training oder später auf der Arbeit essen möchtest, schon vor deinem Lauf vor, und iss nur einen kleinen Teil der Portion, bevor du losläufst. Dein Körper wird es dir mit mehr Energie und einem größeren Trainingseffekt danken. Wenn du nicht weißt, was du vor dem Training essen sollst, sind hier meine Lieblinge:

- Vollkorntoast mit Avocado
- Banane mit Nussmus
- Kleines Porridge mit Naturjoghurt
- Over-Night-Oats
- Selbst gemachte oder naturnahe Riegel

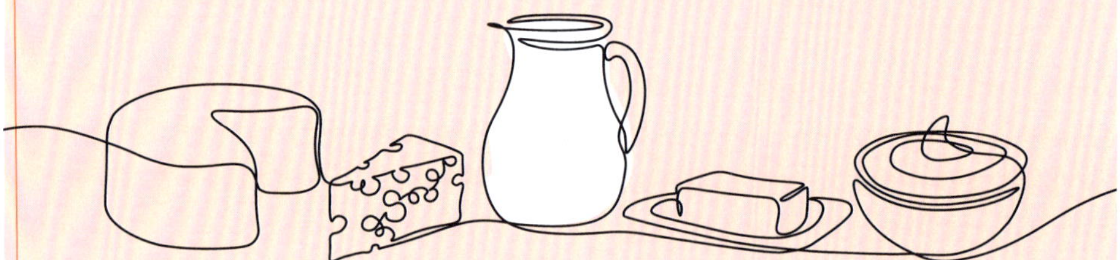

Anaboles Fenster

Ein weiterer Mythos, der für Männer absolut zutreffend, aber für Frauen ein echter Hormonkiller ist, ist das anabole Fenster. Es beschreibt den Zeitraum, in dem dein Körper nach dem Training in der Lage ist, Nährstoffe wie Proteine und Kohlenhydrate effektiv aufzunehmen und damit die Regeneration und den Muskelerhalt zu unterstützen. Auch wenn das anabole Fenster – oder seine Existenz – immer wieder in der Kritik steht, da es in erster Linie entscheidend ist, über den Tag verteilt ausreichend Nährstoffe zuzuführen, ist es mit Blick auf die Frauengesundheit ein wichtiges Thema: Bei Männern liegt der Zeitraum des anabolen Fensters bei zwei bis zu vier Stunden nach dem Training. Das heißt, Männer können guten Gewissens nach dem Training erst einmal duschen und weiterarbeiten. Hieraus ergibt sich die Idee des »Nachbrenneffekts«, den auch Frauen für sich nutzen wollen. Wahrscheinlich hast du das auch schon mal gehört: »Iss nach dem Sport erst mal nichts, dann verbrennt der Körper mehr Kalorien, und du wirst schneller abnehmen.« Die Wahrheit: Das anabole Fenster der Frau ist höchstwahrscheinlich nur circa 30–60 Minuten geöffnet. In dieser Zeit nach dem Training sollten wir unbedingt Proteine und Kohlenhydrate zuführen, da sonst der Trainingseffekt vermindert ist. Ein weitaus wichtigerer Effekt aus meiner Sicht ist die Stabilisierung des Cortisolspiegels. Nach einer Trainingseinheit ist der Cortisolspiegel erhöht. Hält dieser Zustand zu lange an, riskieren wir einen negativen Effekt auf unser hormonelles Gleichgewicht und unseren Trainingsfortschritt. Durch die Zufuhr von Kohlenhydraten und Proteinen kann dem erhöhten Cortisolspiegel entgegengewirkt werden. Das bedeutet, bevor du den Weg unter die Dusche suchst, solltest du eine Kleinigkeit gegessen haben. Hier bietet sich ein proteinreicher, kohlenhydratmoderater Snack an, wie zum Beispiel:

- Proteinshake mit (pflanzlicher) Milch und Banane
- Left-overs vom Vortag
- Vollkornbrot mit Hummus oder Ei

Kontinuität als Schlüssel!

Wenn du schon länger im Sport zu Hause bist, wirst du das wahrscheinlich kennen: das Gefühl, in manchen Phasen gar keine Trainingserfolge erzielen zu können. Du schleppst dich von einer Infektion in die nächste stressige Lebensphase, die strukturiertes Training kaum möglich macht, deine Kinder fordern mehr Aufmerksamkeit als geplant, oder die Motivation lässt deutlich zu wünschen übrig. Natürlich ist es wichtig, Faktoren wie häufige Infekte, Verletzungen und Abgeschlagenheit als Zeichen deines Körpers wahrzunehmen, dein Training zu überdenken. Im Folgenden werden wir genau das tun. Genauso wichtig ist es aber auch zu verstehen, dass das nächste Trainingsziel nicht immer der nächste Trainingserfolg sein muss, sondern dein Fokus auch auf deiner langfristigen Gesundheit liegen darf. **Auch wenn du dich in einer Lebensphase befindest, in der es kaum möglich scheint, dein Training jede Woche gut durchzuziehen, darfst du verstehen, dass du deinem Körper durch regelmäßige Bewegung immer dabei hilfst, lang und gesund zu leben.**

Genauso ist es für dich, wenn du den Einstieg in den Sport bisher noch nicht gemeistert hast: Nicht immer muss es Sport sein. Die Bewegung, die du im Alltag regelmäßig integrierst, ist das, was dich langfristig fit hält. Vielleicht kannst du hier schon anfangen, öfter das Fahrrad zu nutzen oder eine Busstation früher auszusteigen, um ein paar mehr Schritte zu gehen. Wir wissen mittlerweile, dass vor allem diese Alltagsbewegungen dabei helfen, die Lebensdauer und die Lebensqualität deutlich zu steigern. In Zeiten, in denen du also merkst, dass deine Energie nicht mehr für das Training reicht, was du dir für dein Leben wünschst: Löse dich von den Ansprüchen, die du an dich selbst hast, und richte die Aufmerksamkeit darauf, deinem Körper durch Bewegung abseits von Trainingserfolgen etwas Gutes zu tun. Es ist eine Momentaufnahme in deinem langen Leben, und es wird beizeiten wieder Phasen geben, in denen du motiviert und voller Energie auf das nächste Trainingsziel hinarbeiten wirst.

Krafttraining für Frauen

Ein weiterer Faktor, der nicht nur deinen Laufstil, sondern auch deine Gesamtgesundheit positiv beeinflusst, ist das Krafttraining. Und damit komme ich zu einem der Kernthemen in diesem Buch.

Als Ultraläuferin und Lauftrainerin komme ich aus den sogenannten High-Impact-Sportarten. Das bedeutet, das Laufen hat einen extrem hohen körperlichen Impact, und Läuferinnen sind vergleichsweise verletzungsanfällig. Dass Krafttraining präventiv und rehabilitierend genutzt werden kann, um Verletzungen zu vermeiden oder zu verbessern, war immer klar. Welche positiven und absolut notwendigen Eigenschaften es für Frauen hat, durfte ich in den letzten Jahren immer spezifischer lernen. Heute muss ich zugeben: **Auch wenn Laufen mein Lieblingssport ist: Kraftsport ist der Sport, den keine Frau ignorieren sollte, wenn sie langfristig gesund leben möchte.**

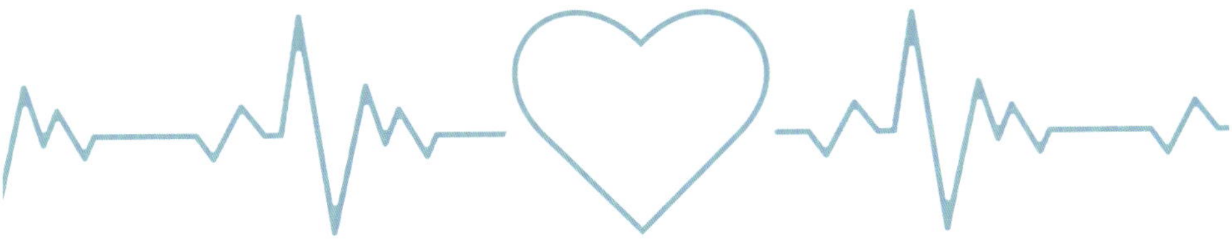

Krafttraining erhöht die Funktionalität der Muskulatur und erlaubt uns, diese langfristig besser anzusteuern. Was plakativ klingt, wurde schon in vielen Studien bestätigt: Menschen mit mehr Muskelkraft haben ein signifikant geringeres Sterberisiko, und die allgemeine Lebensqualität wird verbessert. Das liegt daran, dass Muskulatur und Knochendichte gestärkt werden und sich Krafttraining positiv auf die kardiovaskuläre Gesundheit (z. B. Blutdruck) auswirkt. Außerdem hat Krafttraining einen positiven Effekt auf die Insulinsensitivität und kann daher wunderbar bei PCOS oder menopausalen Symptomen eingesetzt werden (Näheres dazu ab Seite 152).

Ein Mythos, der sich seit Jahrzehnten manifestiert hat, ist, dass Frauen, die abnehmen wollen, möglichst viel Cardiotraining machen sollten. Aus mehreren Gründen ist das nicht ganz richtig: Wer nur Cardiotraining macht, sorgt dafür, dass der Stoffwechsel langsamer arbeitet. Die Schilddrüse beginnt, den Stoffwechsel runterzufahren. Vielleicht ist dir als Läuferin auch schon aufgefallen, dass dein Ruhepuls deutlich unter dem von Frauen liegt, die wenig bis gar keinen Sport treiben. In der Szene wird das häufig als Zeichen von Fitness angesehen, eigentlich ist es aber auch ein Zeichen dafür, dass dein Körper schon begonnen hat, den Stoffwechsel zu verlangsamen. Zwar ist davor keine Läuferin gefeit, trotzdem sollte uns bewusst sein, dass diese körperliche Reaktion auf Ausdauersport nicht nur positiv zu werten ist.

Wenn du wirklich einen Grundumsatz erhöhen und deine Körperzusammensetzung ändern willst, dann setze auf Krafttraining.

Du weißt bereits, dass Frauen weniger Muskelmasse und eine geringere Knochendichte haben als Männer. Dieser Faktor wird vor allem dann wichtig, wenn Frauen das dreißigste Lebensjahr überschreiten. Wenn Frauen nicht gegensteuern, verlieren sie etwa 10 Prozent ihrer Muskelmasse pro Dekade (also alle zehn Jahre). Das bedeutet, es ist äußerst entscheidend, wie viel Muskelmasse wir aufbauen, um dem entgegenzuwirken. Ich werde nie vergessen, wie eine meiner Kundinnen einmal zu mir sagte: **»Ich trainiere heute die Muskeln, die mich mit achtzig Jahren noch allein zur Toilette gehen lassen.«** Diesen Satz werde ich in meinem Leben wohl nie vergessen, weil er so eindrücklich zeigt, warum wir uns schon in unseren jüngeren Jahren gut um unsere Muskulatur kümmern sollten.

Aber keine Sorge, wenn du jetzt schon über dreißig bist und bisher kein Krafttraining gemacht hast: Es ist noch nichts verloren. Muskelkraft lässt sich in jedem Alter aufbauen! Im Kapitel »Training ab vierzig« (ab Seite 150) werde ich noch einmal ausführlich auf das Thema Muskulatur, Knochen und Stoffwechsel eingehen, weil es vor allem ab vierzig noch mal spannender wird.

Krafttraining ist aber auch darüber hinaus eine wahre Wunderpille. Es verbessert unsere Ausdauerfähigkeit, unsere Zellen beginnen, effektiver zu arbeiten, und wir können Rückenschmerzen, Verletzungen oder Überlastungserscheinungen wunderbar behandeln.

Habe ich dich überzeugt? Dann lass uns konkret werden und Krafttraining in deinen Alltag integrieren.

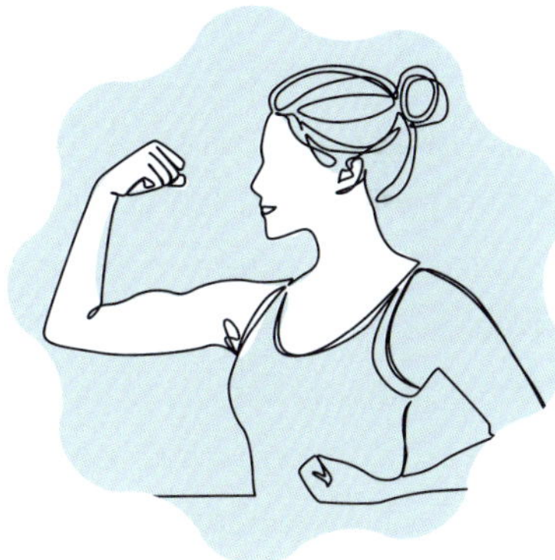

Wie funktioniert Krafttraining?

Welches Krafttraining für dich das richtige ist, hängt von unterschiedlichen Faktoren ab: deiner aktuellen Fitness, deiner Lebensphase und deinen Zielen. In diesem Kapitel bilden wir die Basis für gutes frauenspezifisches Training, welches dann in den Kapiteln zu den unterschiedlichen Lebensphasen noch weiter aufgeschlüsselt wird.

Es gibt unterschiedliche Möglichkeiten, Muskulatur anzusteuern. Um Kraft aufzubauen, müssen die Muskeln über ihre Komfortzone hinaus arbeiten – wie es beim Krafttraining der Fall ist. Wir beschränken uns in diesem Buch auf das klassische Krafttraining.

Klar ist, dass die meisten Frauen nach herkömmlichen Empfehlungen eher im Kraftausdauerbereich unterwegs sind und dadurch einiges an Potenzial liegen lassen. Das Ziel von Frauen sollte immer sein, die Muskulatur effektiver arbeiten zu lassen, anstatt die vorhandenen Muskelfasern mehr arbeiten zu lassen. Konkret meine ich hiermit, dass wir eher die Schnell- und Maximalkraft trainieren sollten als unsere Kraftausdauer. Trainieren wir unsere Schnellkraft, so halten wir uns bei ungefähr 1–7 Wiederholungen auf. In diesem Bereich wird der Muskel auf neuronaler Ebene angesteuert, das bedeutet, es werden innerhalb der Muskulatur mehr Muskelfasern aktiviert, um die Last zu bewältigen. Das Ergebnis: mehr Kraft bei gleichbleibendem Muskelquerschnitt. Es wird dafür gesorgt, dass der Muskel mehr Fasern rekrutiert und mehr Kraft entfaltet, indem mehr Muskelfasern aktiviert werden, was dazu führt, dass das kaum sichtbar ist. Wenn wir Muskulatur im klassischen Sinne »aufbauen«, also sichtbar machen wollen, dann befinden wir uns im Bereich der Maximalkraft. Hier wird der Muskel direkt angesteuert (= morphologisch) und im Querschnitt vergrößert. Diese beiden Bereiche sind diejenigen, in denen Frauen unbedingt trainieren sollten, um ihre Muskulatur wirklich funktional nutzen zu können und Kraft aufzubauen. Wir sehen aber in der Praxis, dass Frauen vornehmlich im Kraftausdauerbereich unterwegs sind, ein Bereich, der eher das kardiovaskuläre System ansteuert, als tatsächlich die Muskulatur im Ausbau zu unterstützen.

DIE KRAFTPYRAMIDE

Was?	Wie?	Ansteuerung bei …
Absolutkraft	theoretischer Wert	Gefahren- und Notsituationen
Schnellkraft	neuronal	1–7 Wiederholungen
Maximalkraft	morphologisch	8–12 Wiederholungen
Kraftausdauer	metabolisch	13–20 Wiederholungen

Die meisten Frauen trainieren also entweder mit zu wenig Gewicht und/oder mit zu vielen Wiederholungen. Wenn du dich jetzt angesprochen fühlst, dann muss ich dir leider sagen: Du machst zwar Krafttraining, aber du machst trotzdem irgendwie Cardio. Trau dich an die Geräte und an die Gewichte! Heb ruhig schwer und am Maximum, dein Körper wird es dir danken!

Wie fängst du an?

Ich weiß, dass diese Stelle im Buch einige Frauen frustrieren wird und Fragezeichen aufwirft. Dasselbe nehme ich in vielen meiner Coachings wahr, bevor Frauen endlich anfangen, schmerzfrei und motiviert Sport zu treiben. Viele von ihnen begreifen plötzlich, dass sie sich zwar stark angestrengt haben, aber trotzdem nicht passend trainiert und infolgedessen ihre Ziele verfehlt haben. Was in der Theorie erst mal sehr fachlich und kompliziert wirkt, wird in der Praxis einfacher umzusetzen sein. Lass uns also schauen, wie du dein Krafttraining sinnvoll umsetzen oder anpassen kannst.

Du musst nicht ins Fitnessstudio, wenn du das nicht möchtest. Ich habe Übungen für dich entwickelt, die du gut zu Hause absolvieren kannst. **Es ist allerdings an einem gewissen Punkt in deinem Training notwendig, dass du deinem Training Progression verleihst, das bedeutet, dass du dein Training mit mehr Gewicht aufbaust, damit sich deine Muskeln anpassen können.** Deswegen ist das Training mit dem eigenen Körpergewicht nur bis zu einem gewissen Grad möglich und sinnvoll, weil diese Progression sonst fehlt. Das Fitnessstudio ist immer noch ein männerdominierter Ort, in dem sich Frauen leider oft nicht wohlfühlen. Es gibt aber Möglichkeiten, um die Hürde besser zu nehmen.

Meine Tipps für deinen ersten Besuch im Fitnessstudio:

- Nimm dieses Buch mit und trainiere mit diesen Übungen.
- Frage eine Freundin oder Bekannte, die sich im Fitnessstudio auskennt, ob sie dich beim ersten Mal begleitet.
- Wenn du Angst vor Blicken hast: Es ist okay, dein Handy mitzunehmen und mit einem guten Podcast in dein erstes Krafttraining zu starten und zwischendurch Nachrichten an deine Bekannten zu schreiben. Es ist okay, dass die Situation gerade unangenehm für dich ist, und du darfst dich ablenken.
- Routine kommt mit Übung, und daraus entsteht Wachstum. Wann

war das letzte Mal, als du etwas zum ersten Mal gemacht hast? Ich wette, damals hast du dich genauso gefühlt: etwas nervös, freudig aufgeregt und peinlich berührt. Wir alle kennen das Gefühl.

- Alle Menschen, die du im Studio treffen wirst, waren mal an deiner Stelle. Wie wahrscheinlich ist es also, dass sie dich innerlich auslachen oder verurteilen? Wenn ich dich sehen würde: Du hättest meinen Respekt!
- Technik vor Gewicht: Werde bitte erst sicher in der Ausführung der Übungen, und erhöhe dann das Gewicht.

Wie findest du das passende Trainingsgewicht?

In diesem Buch stelle ich dir komplexe Kraftübungen vor. Komplexe Übungen sind solche, die mehrere große Muskelgruppen trainieren, wobei mehrere Gelenke bewegt werden. Für diese Übungen eignet sich das Training im Schnell- und Maximalkraftbereich. Suche dir ein Gewicht und mache so viele Wiederholungen wie möglich. Hast du mehr als 12 Wiederholungen geschafft? Dann benötigst du mehr Gewicht! Du willst bei ungefähr 5–8, maximal 12 Wiederholungen landen. Arbeite dann progressiv, sprich: Steigere die Gewichte, damit du wirklich Muskulatur »aufbaust«. Wenn du also merkst, dass du bei einem deiner nächsten Trainings über 8 oder 10 Wiederholungen kommst, nimm erneut mehr Gewicht.

Für eine Session empfehle ich insgesamt ungefähr drei bis sechs der vorgestellten Übungen aus diesem Buch. Alle Übungen sollten mit einer Wiederholungszahl von 5–8, maximal 12, durchgeführt werden, wobei du dich nach der letzten Wiederholung deutlich erschöpft fühlen darfst. Wenn du die Wiederholungen mit einer Übung abgeschlossen hast, hast du ein Set beendet. Pausiere nach jedem Set für ungefähr 3 Minuten, damit sich deine Muskulatur ausreichend regenerieren kann, und starte dann erneut mit der Übung. Wiederhole jedes Set zwischen 3- und 5-mal und gehe dann weiter zur nächsten Übung.

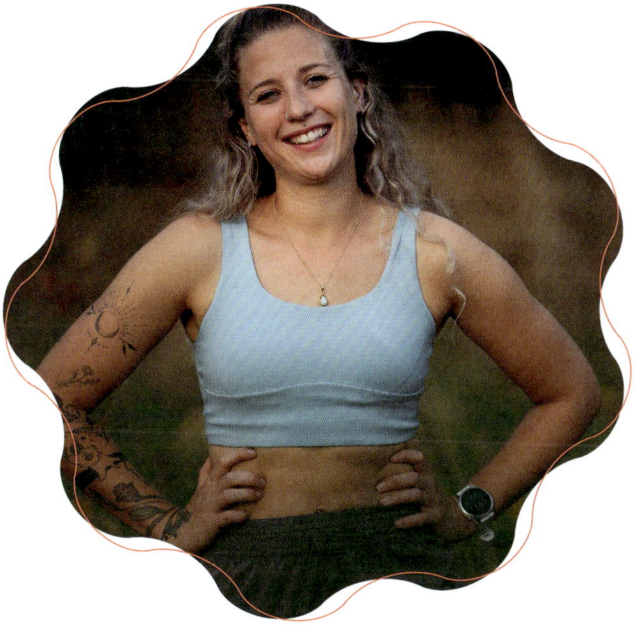

Fazit

Frauen profitieren von einem ausgeglichenen Kraft- und Ausdauertraining, wobei das Krafttraining vor allem ab der Perimenopause eine höhere Priorität bekommen sollte.

Aus Erfahrung weiß ich, dass viele Frauen, vor allem die Jahrgänge ab 1999 und älter, dem Krafttraining eher skeptisch gegenüberstehen, da die Angst weitverbreitet ist, irgendwann breit und männlich auszusehen. Diese Angst, sollte sie bei dir auch aktiv sein, möchte ich dir gern sofort nehmen. Frauen haben eine andere Muskelstruktur als Männer, was auch dazu führt, dass wir Muskulatur und Kraft weniger sichtbar aufbauen als Männer. Bei der vorgestellten Art des Krafttrainings wollen wir weniger den Muskelquerschnitt erhöhen, sondern die Funktionalität der Muskeln verbessern. Deswegen arbeiten wir im Optimalfall mit viel Gewicht und wenigen Wiederholungen. So baust du in erster Linie Kraft auf und veränderst deine Körperzusammensetzung, wobei die Funktionalität deiner Muskulatur im Fokus steht.

KRAFTTRAINING UND PSYCHISCHE GESUNDHEIT

Sport tut uns gut und hilft der mentalen Gesundheit, das hast du sicher schon einmal gehört. Auch deine psychische Gesundheit kann eine gute Motivation fürs Krafttraining sein. Warum? Die Gründe sind vielseitig: Krafttraining führt zur Ausschüttung unserer Glückshormone (Endorphine), welche die Stimmung aufhellen und helfen, besser mit Stress umgehen zu können und Reaktionen auf Stress (Cortisolausschüttung) zu reduzieren. Außerdem werden durch Krafttraining Serotonin und Dopamin freigesetzt, welche sich stabilisierend auf die Stimmung auswirken. Tatsächlich führt dies dazu, dass Symptome von Depressionen durch Krafttraining gelindert werden können und der Schlaf verbessert wird.

Ein weiterer wichtiger, oft unterschätzter Nebeneffekt von Krafttraining ist die Stärkung des eigenen Selbstbilds und Selbstwerts. Ich bin wie gesagt eine große Befürworterin von Empowerment und Selbstermächtigung, und hier tut das Krafttraining viel Gutes. Ohne jetzt eine große Diskussion vom Zaun zu brechen, möchte ich einen wichtigen Fakt beschreiben: Frauen sind eher Opfer von Gewalt, Frauen erleben öfter Gewalt in Beziehungen und haben nicht selten Angst, in der Dunkelheit allein von A nach B zu gehen. Bevor ich weiterspreche, ist mir wichtig zu sagen: Eine Frau ist nie schuld, wenn ihr Gewalt angetan wird, sie ist weder zu schwach noch zu viel oder falsch angezogen. Frauen sollten eigentlich nicht diejenigen sein, die selbst für ihre Sicherheit sorgen, sie sollten sich von Anfang an in Sicherheit wiegen können.

Damit möchte ich sagen: Krafttraining kann eine wundervolle Hilfe für Frauen sein, um sich generell stärker und selbstwirksamer zu fühlen, eben auch deswegen, weil sie in einer Notsituation etwas entgegenzusetzen hätten. Krafttraining ist somit sowohl für den Körper als auch für den Geist ein großer Gewinn.

Übungen für »jederfrau«

Ein gutes Krafttraining zeichnet sich weniger dadurch aus, dass du in jeder Session neue Übungen machst, sondern viel eher dadurch, dass du die Übungen sauber ausführst und eine Progression in deinem Training schaffst. Deswegen zeige ich dir hier acht Grundübungen, die du auf jeden Fall in dein Training integrieren kannst. Die Übungen sprechen verschiedene Muskelgruppen gleichzeitig an und sind daher sehr gut geeignet für ein ausgeglichenes Ganzkörpertraining – und sie stärken darüber hinaus den Beckenboden.

Wenn es dir möglich ist, empfehle ich dir, die Übungen barfuß auszuführen. So tun wir »nebenbei« noch etwas für unsere Fußmuskulatur und wirken dem langen Tag in Schuhen entgegen. Zwar kann sich das Barfuß-Gefühl beim Krafttraining erst einmal unsicherer und instabiler anfühlen, auf Dauer werden es dir dein Körper und deine Füße aber danken.

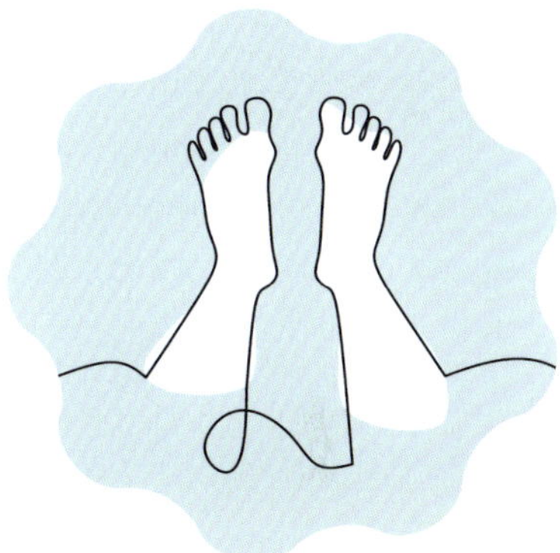

DIE RICHTIGE ATMUNG

Ohne das Krafttraining für dich zu sehr verkünsteln zu wollen, möchte ich noch ein Wort zur Atmung sagen. Ähnlich wie beim Laufen können wir auch beim Krafttraining unseren Atem nutzen, um die Bewegung zu steuern und den Fokus zu halten. Ich stelle mir beim Einatmen gern vor, dass ich meinen Beckenboden bewusst hoch Richtung Bauchnabel ziehe. Nutze deine Ausatmung, wenn du in der Übung gerade in der Belastungsphase bist. Bei einigen Übungen, wie den Squats oder Dead Lifts, wird das einfacher anwendbar sein als bei anderen Übungen. Vertraue deinem Körper in erster Linie, dass er intuitiv das Richtige macht. Wenn es dich eher stresst, auf deine Atmung zu achten, dann lass es weg. Wenn es dir hilft, ist es ein sehr nützliches Tool.

Übung Split Squats

Split Squats stärken deine Oberschenkelmuskulatur und benötigen ein ausreichendes Maß an Balance, was ebenfalls die Koordination stärkt.

Um diese Muskeln geht's:
Oberschenkel, Gesäß, hintere Oberschenkel, Oberschenkelinnenseiten, Wadenmuskulatur, Core (Körpermitte)

So wird's gemacht:
Geh in den Ausfallschritt und nimm Gewichte (ein Sixpack oder eine Flasche Wasser) in jede Hand. Führe dann dein hinteres Knie in Richtung Boden, ohne es abzusetzen, und drücke dich wieder zurück nach oben. Achte darauf, dass die Schulterblätter zueinanderziehen und dein Bauch und Beckenboden aktiv, also angespannt sind.

Wiederhole diese Übung bis zu 8-mal (maximal 12-mal).

Level up:
Wenn dir diese Übung zu leicht vorkommt, lege den hinteren Fuß erhöht (zum Beispiel auf dem Sofa) ab.

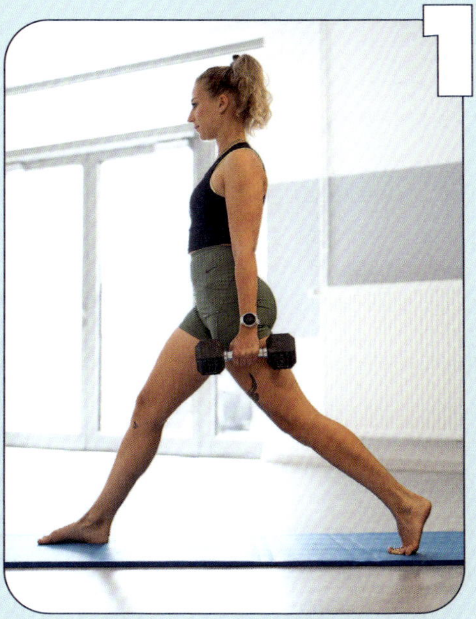
1

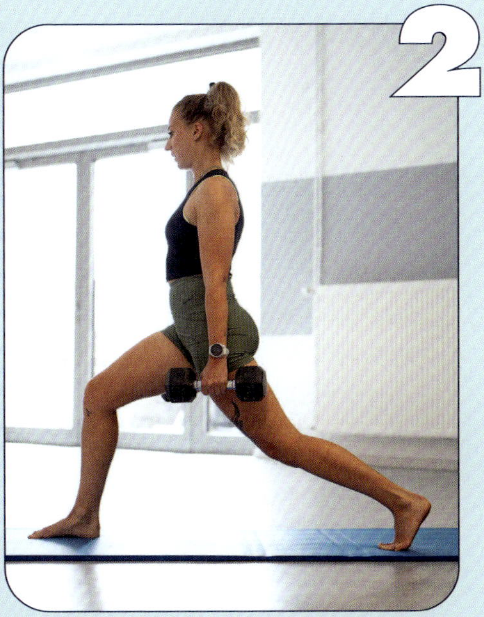
2

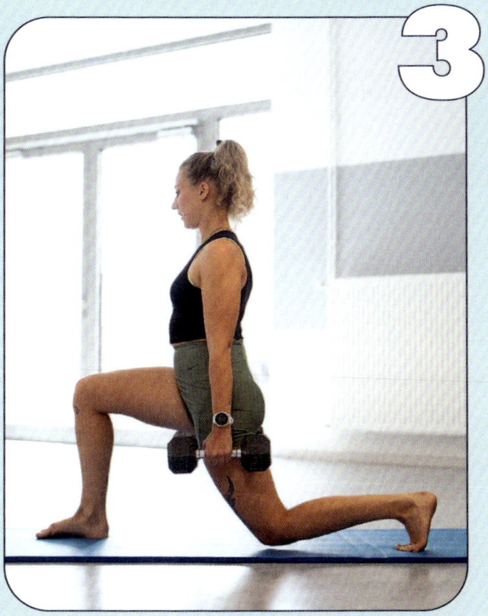
3

Übung Russian Twist

Russian Twist ist in allen möglichen Varianten eine der effektivsten Übungen, um die Bauchmuskulatur anzusteuern und zu stärken.

Um diese Muskeln geht's:

Gerade Bauchmuskulatur, schräge Bauchmuskeln

So wird's gemacht:

Für den Russian Twist kommst du aus der sitzenden Position und lässt deinen Oberkörper so weit nach hinten sacken, dass du die Füße vom Boden heben kannst und daraus eine Balance entsteht. Nun führst du abwechselnd den Ellenbogen zum entgegengesetzten Knie. Die größte Herausforderung ist es, Gewicht hinzuzufügen, um eine Progression zu erzielen. Hier kann es sinnvoll sein, mit Gewichtsscheiben zu arbeiten oder die Rotation mit einer Hantel auszuführen. Lass dann, wenn es ein bisschen leichter gehen soll, die Füße am Boden.

CORE-STÄRKUNG

In meinem Laufkurs und in vielen meiner Personal Trainings sehe ich, dass Frauen vor allem mit dem Bauchmuskeltraining hadern, weil die Core-Stabilität oft nicht ausreichend vorhanden ist. Wenn das bei dir der Fall ist, musst du nicht unbedingt auf Russian Twists oder Sit-ups zurückgreifen, sondern kannst erst mal mit Planks oder Dead Lifts starten, die deinen Core ebenfalls stärken. Eine starke Körpermitte ist also wichtiger als sichtbare Bauchmuskulatur. Wer den Core trainiert, ist aus mehreren Gründen im Vorteil:

- Gleichzeitige Stärkung des Beckenbodens
- Reduktion von Rückenschmerzen
- Verletzungsprävention

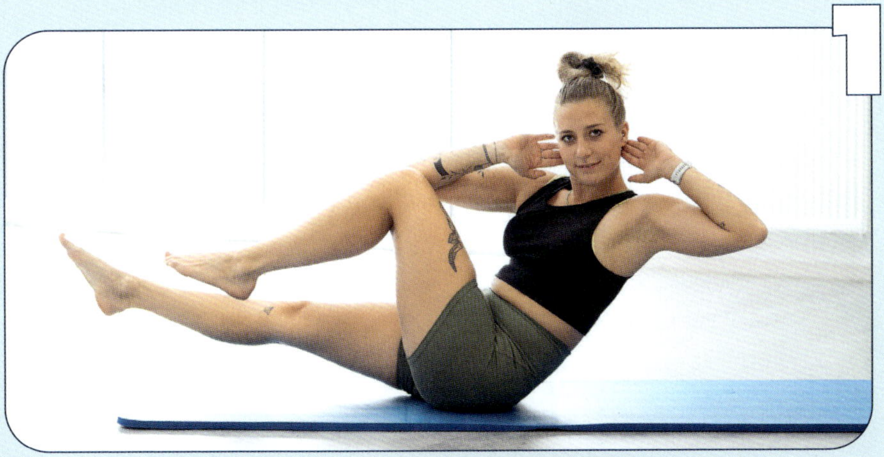
1

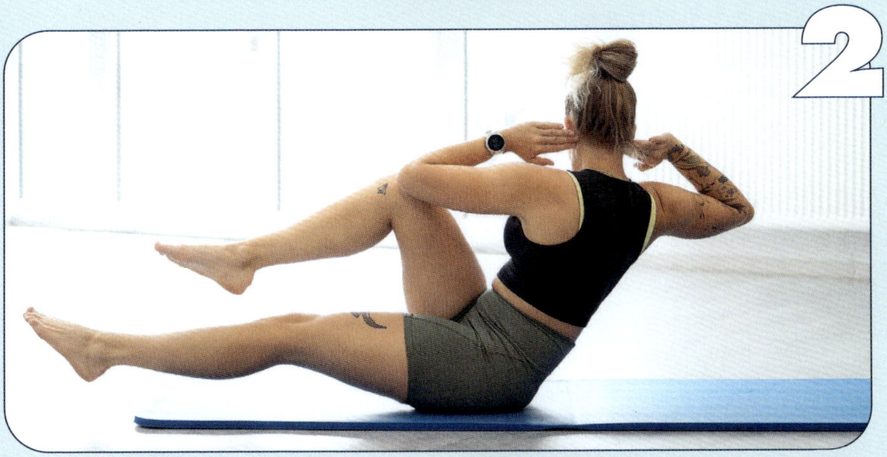
2

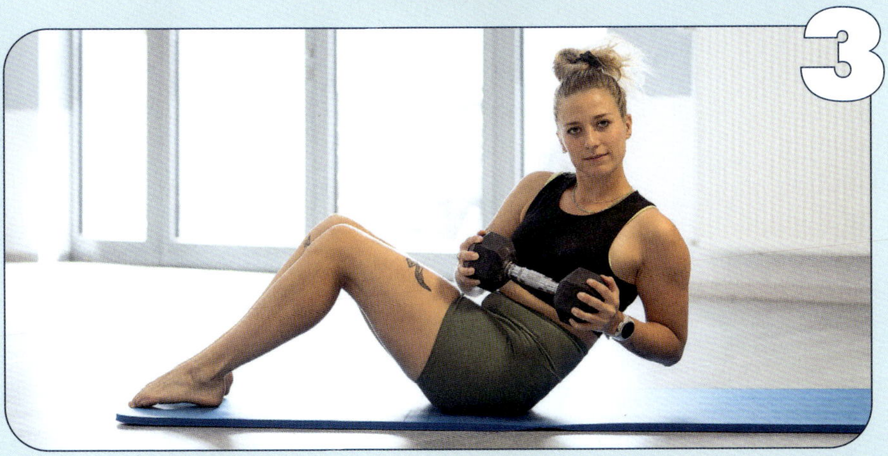
3

Übung Squats

Squats sind eine fantastische Ganzkörperübung, die bei richtiger Ausführung auch den Beckenboden stärken.

Um diese Muskeln geht's:
Oberschenkel, Gesäß, hintere Oberschenkel, Oberschenkelinnenseiten, Wadenmuskulatur, Core (Körpermitte)

So wird's gemacht:
Beginne im Stand mit einer Langhantel auf deinem Schulter-/Nackenbereich. Die Langhantel sollte dir nicht wehtun. Ist das der Fall, umgib

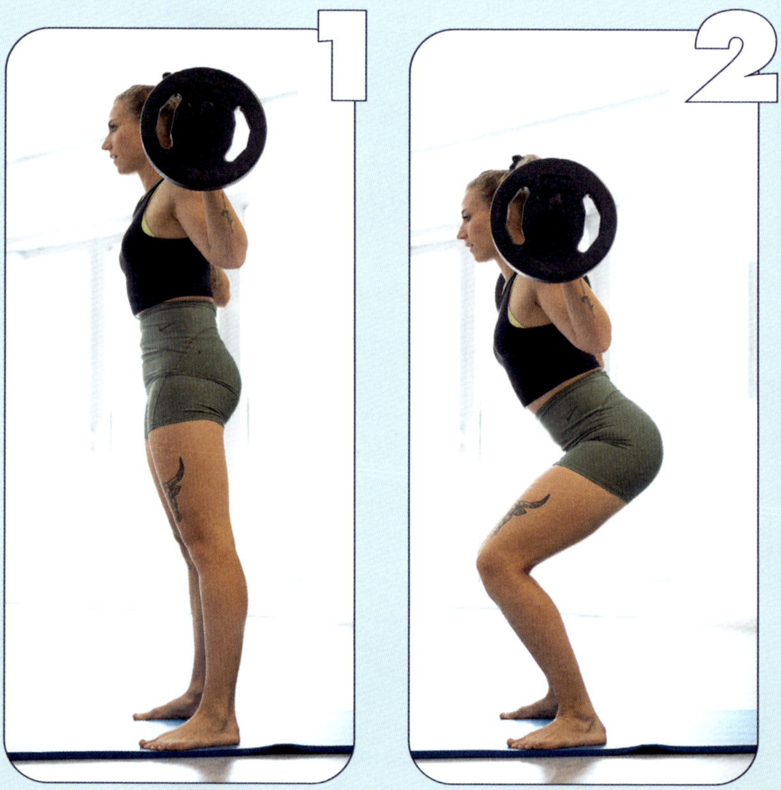

die Stange mit einem Stangenschoner oder einem Handtuch. Du stehst etwas breiter als hüftbreit, die Füße im 45-Grad-Winkel leicht nach außen zeigend. Aktiviere deine Körpermitte und führe dann dein Gesäß nach unten, mindestens auf Höhe deiner Knie, und drücke dich aus dieser Position wieder nach oben.

WO MÜSSEN DEINE KNIE SEIN?

Oft wird angemerkt, dass es bei Kniebeugen wichtig sei, dass die Knie nicht über die Fußspitzen herausragen. Dieser Mythos hält sich wacker, ist aber bei gesunden Menschen Quatsch. Wenn du die körperliche Freiheit besitzt, ist es egal, wo sich deine Knie befinden. Wichtig ist, dass dein Rücken gerade bleibt.

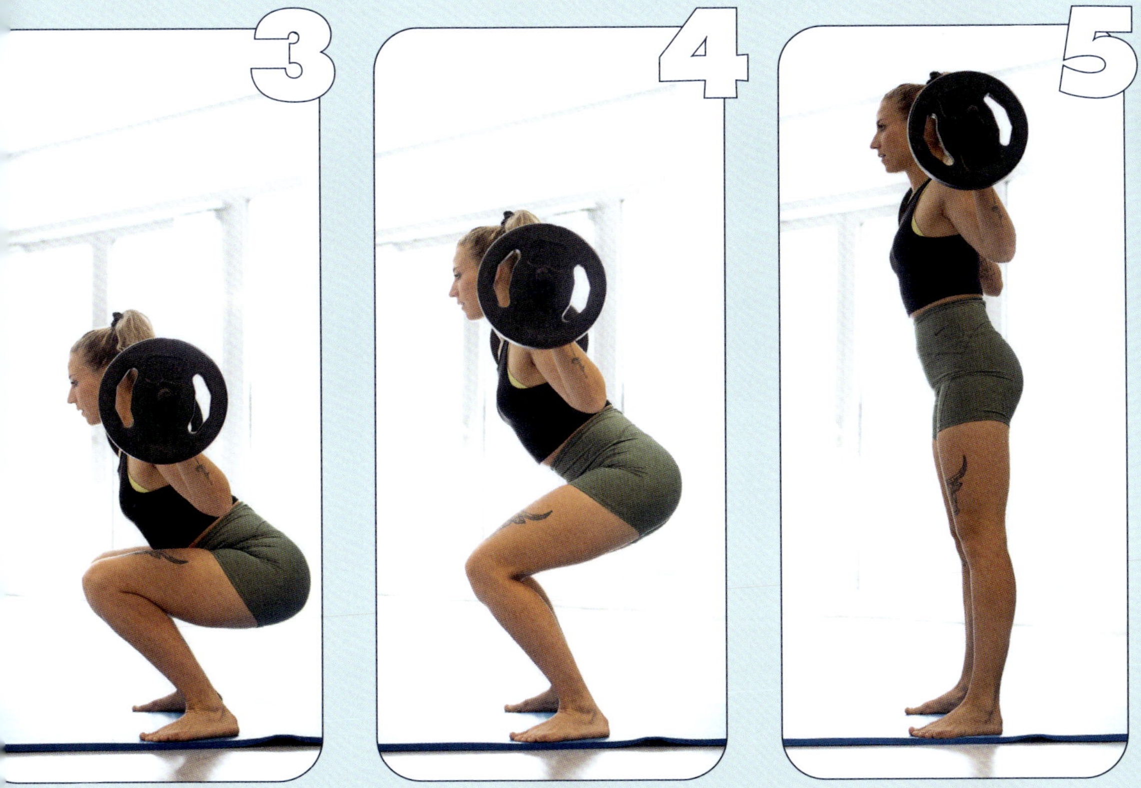

Übung Dead Lift

Wenn ich nur eine Übung machen dürfte, dann wären es Dead Lifts, denn sie stärken fast den kompletten Körper und vor allem den Rücken.

Um diese Muskeln geht's:

Oberschenkel, Gesäß, hintere Oberschenkel, Rückenstrecker, breiter Rückenmuskel, obere Rückenmuskulatur/Nacken, Core (Körpermitte), Unterarme

So wird's gemacht:

Die Langhantel liegt vor deinen Schienbeinen, dein Stand ist locker, die Füße etwa 10–20 Zentimeter auseinander. Nimm die Hantel nun mit geradem Rücken, und fasse sie etwas weiter als schulterbreit. Dein Kinn ist in Richtung Brust geneigt, sodass dein Nacken mit deinem Rücken auf einer Linie ist. Hebe nun die Langhantel, bis du im Stand bist, und lege sie danach wieder zurück auf den Boden.

VORSICHT BANDSCHEIBEN!

Diese Übung ist super effektiv, birgt aber auch Gefahren, wenn sie nicht korrekt ausgeführt wird, da die Bandscheiben bei falscher Ausführung stark belastet werden. Die wichtigsten Punkte noch mal auf einen Blick:

- Dein Kopf ist immer in Verlängerung zu deiner Wirbelsäule.
- Dein Rücken ist gerade und nicht gerundet.
- Deine Schulterblätter ziehen zueinander.

Ich empfehle dir, bei dieser Übung Trainer oder Trainerinnen zu fragen, ob sie die Ausführung korrigieren können, bevor du mit mehr Gewicht arbeitest. Vielleicht kannst du dich aber auch selbst filmen, um zu sehen, ob du die drei Punkte korrekt ausführst.

1

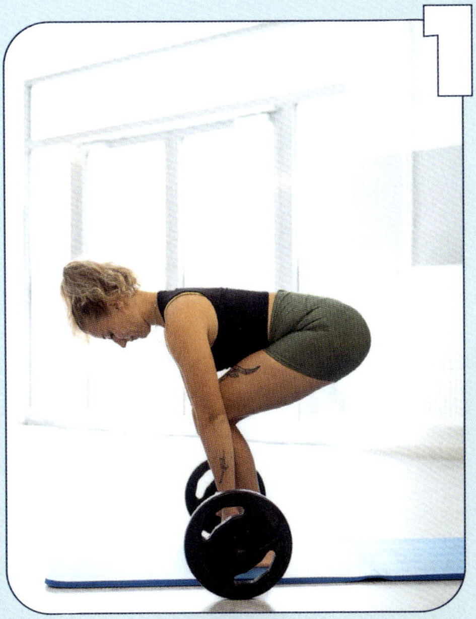

2

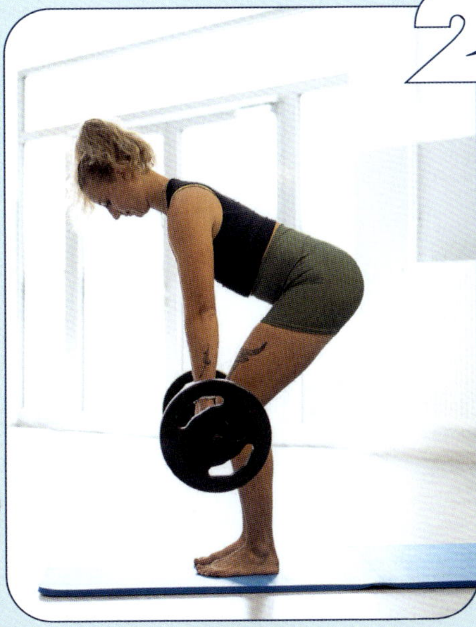

3

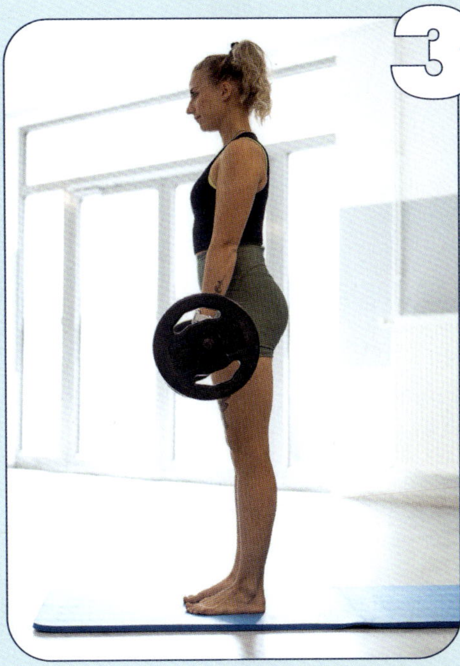

Übung Plank Row

Bei der Plank Row ist ein höheres Maß an Balance und Stabilität gefragt, weswegen sie eher als herausfordernde Übung zu werten ist.

Um diese Muskeln geht's:

Gerade Bauchmuskulatur, schräge Bauchmuskulatur, breiter Rückenmuskel, obere Rückenmuskulatur/Nacken, Core (Körpermitte), Schultermuskulatur, Bizeps, Trizeps, Oberschenkel, Gesäß, Brustmuskulatur

So wird's gemacht:

Siehe dazu die Bilder rechts: Starte in der Liegestützposition und achte darauf, dass dein Gesäß auf einer Linie mit deinem Rücken und deinen Schultern ist. Verlagere nun dein Körpergewicht auf deinen rechten Arm und greife mit deinem linken Arm die Hantel. Ziehe nun deinen Ellenbogen in Richtung Decke und bringe die Hantel auf Höhe deines Gesäßes. Lege die Hantel zurück und wiederhole die Übung auf der anderen Seite.

Sollte das für dich noch etwas zu anspruchsvoll sein, kannst du zunächst mit der unten abgebildeten Übung beginnen: Starte statt in der Liegestützposition im Vierfüßlerstand.

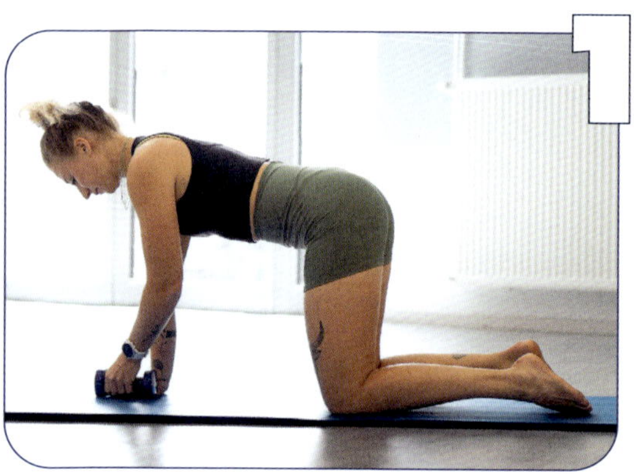

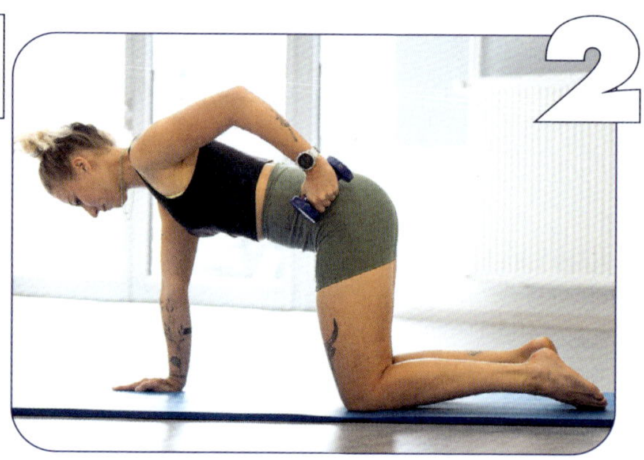

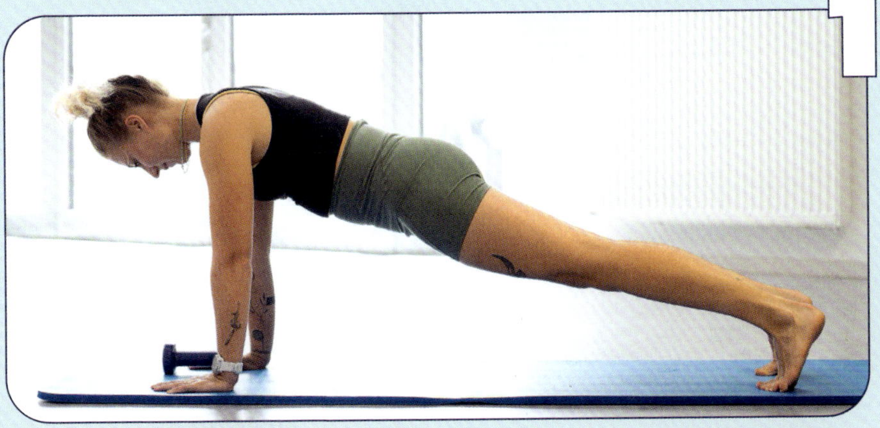
1

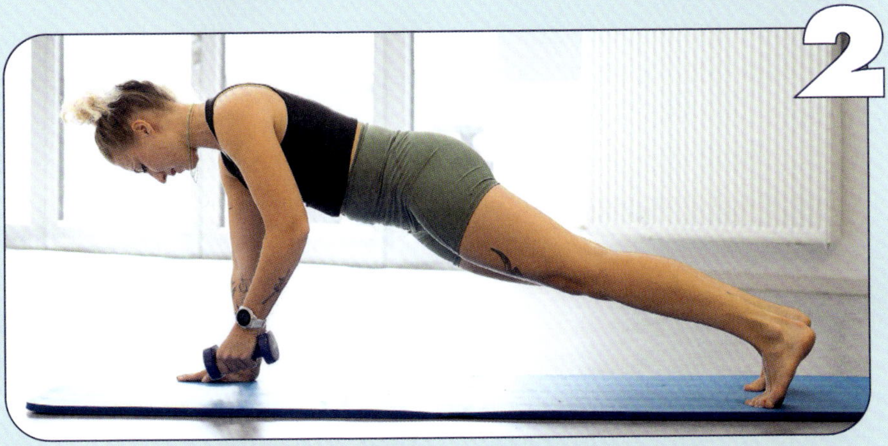
2

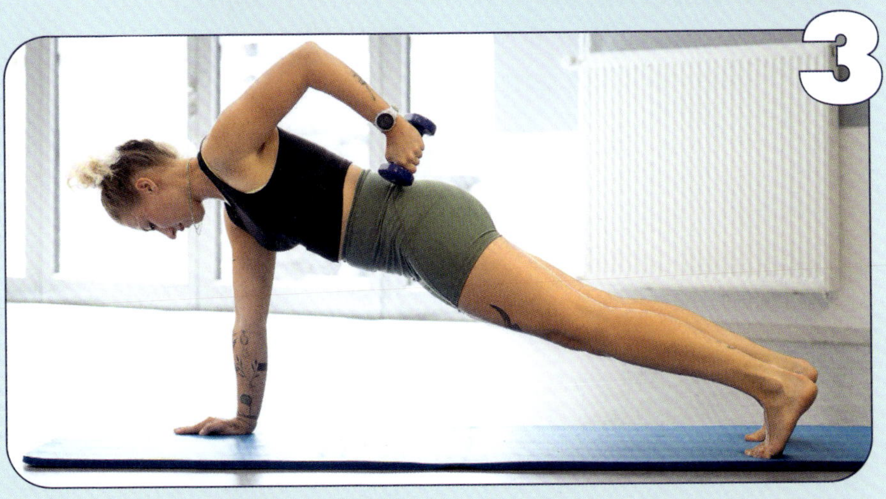
3

Übung Glute Bridge

Diese Übung sieht so einfach aus, aber bei richtiger Ausführung (oder mit Hilfsmitteln) ist sie äußerst herausfordernd und wunderbar für den Beckenboden.

Um diese Muskeln geht's:

Gesäß, hintere Oberschenkel, unterer Rücken

So wird's gemacht:

Starte in Rückenlage. Deine Fingerspitzen können deine Fersen gerade so nicht mehr berühren. Hebe nun dein Becken, indem du dein Gesäß anspannst, und bringe es in die höchstmögliche Position. Halte die Position für 3–5 Sekunden und bringe das Gesäß zurück zur Matte, ohne es ganz abzulegen. Wiederhole den Ablauf.

Level up:

Sollte die Übung für dich nicht herausfordernd sein, dann kannst du zusätzlich mit einem Widerstandsband arbeiten, das du um deine Oberschenkel legst. Achte darauf, dass deine Knie nicht einfallen, sondern du mit deiner Oberschenkelmuskulatur etwas mehr nach außen arbeitest. Darüber hinaus kannst du eine Gewichtsscheibe auf deinem Becken platzieren, um die Übung noch anspruchsvoller zu gestalten.

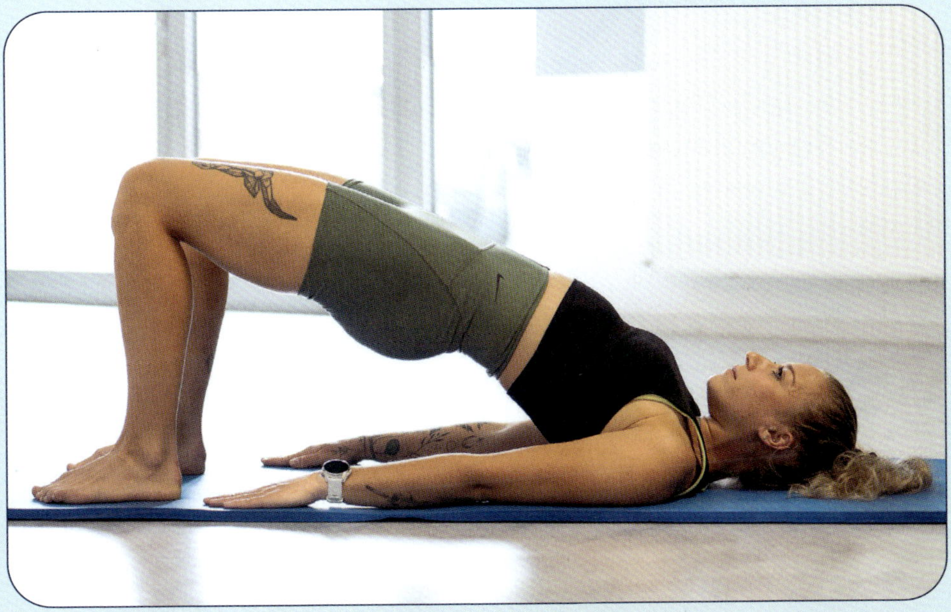

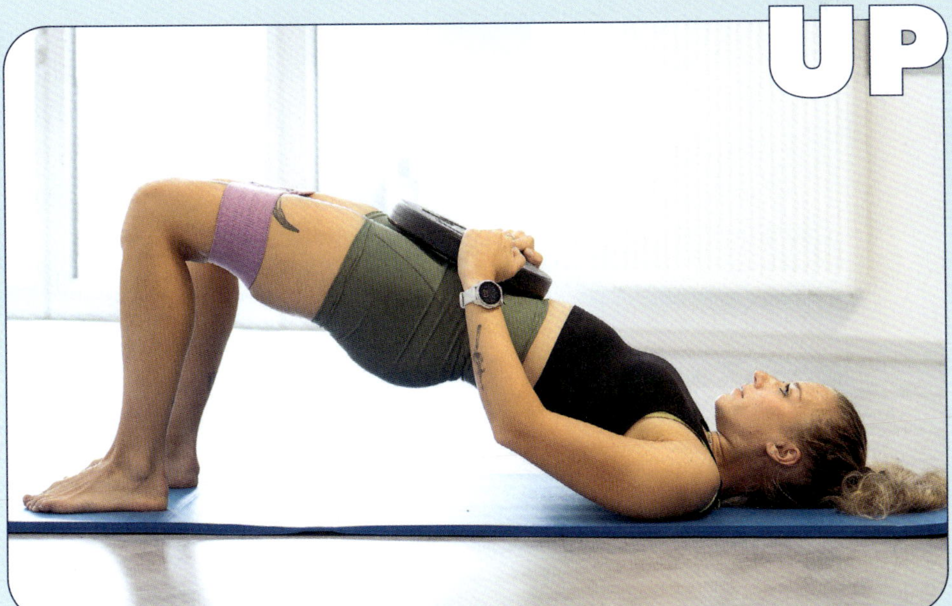
UP

Übung Sit-up

Wenn ich diese Übung in meinem Laufkurs vormache, stöhnen die meisten Frauen schon beim Anblick. Ja, die Bauchmuskulatur ist die Schwachstelle vieler Frauen, und genau deswegen trainieren wir sie jetzt!

Um diese Muskeln geht's:

Gerade Bauchmuskulatur, Nacken, Core (Körpermitte), Schultermuskulatur

1

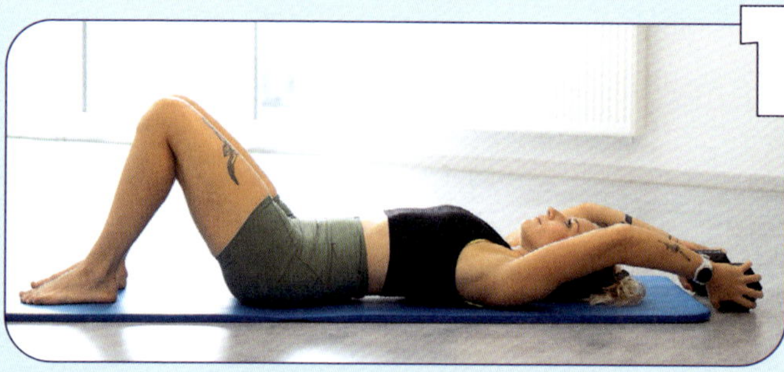

2

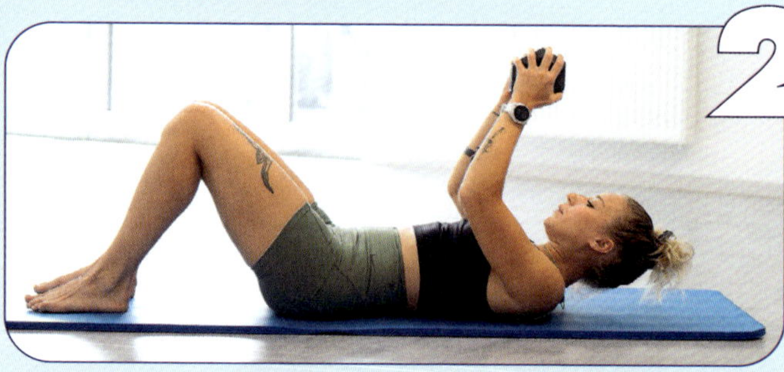

3

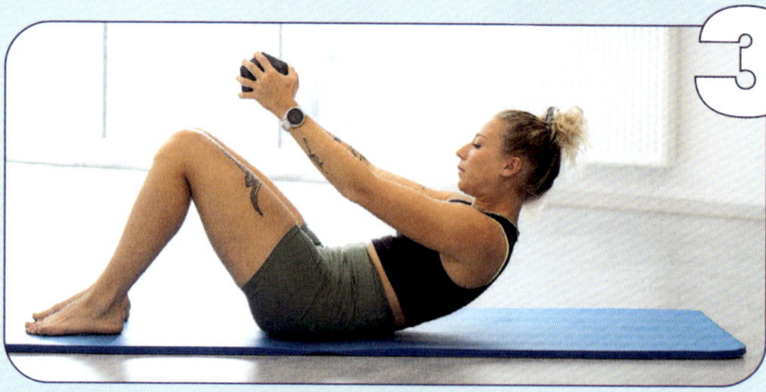

So wird's gemacht:

Starte in Rückenlage. Deine Fingerspitzen können deine Fersen gerade so nicht mehr berühren. Aktiviere deine Körpermitte. Nimm eine Kurzhantel mit beiden Händen hinter deinen Kopf und führe sie von hier aus über deinen Kopf, während du von der liegenden in die sitzende Position wechselst.

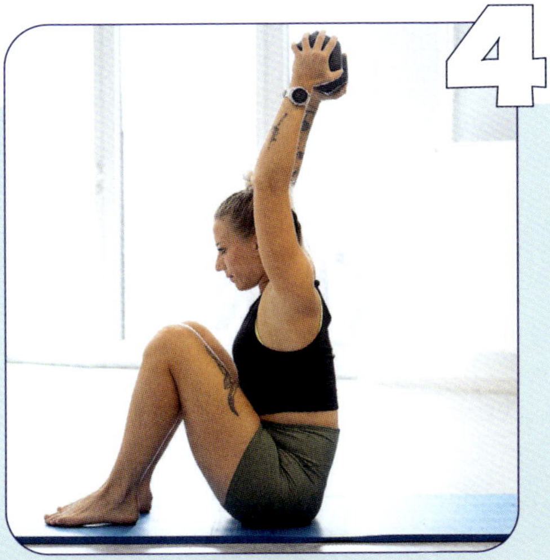

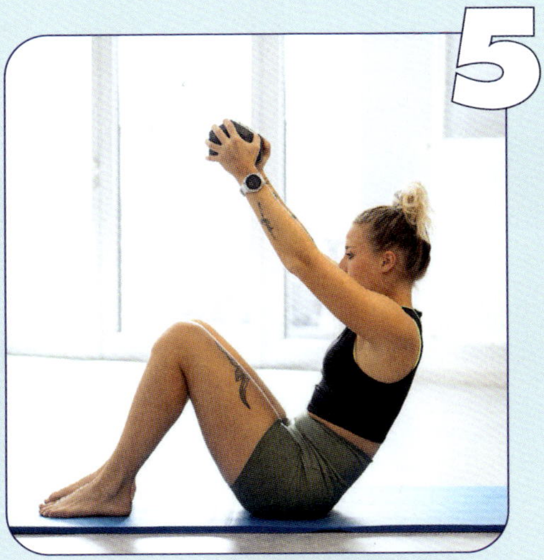

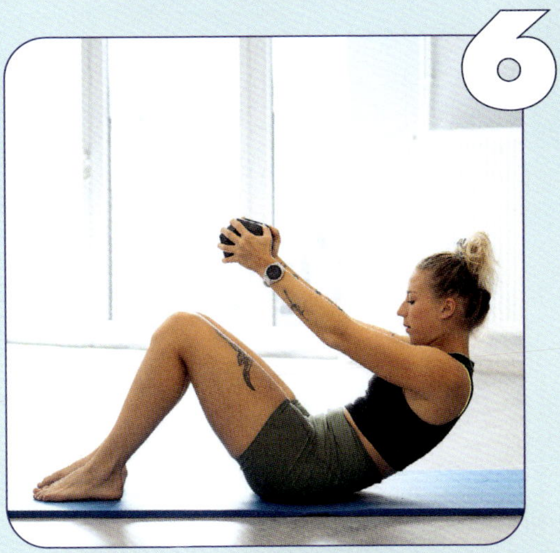

Übung Bizeps Curl und Military Press mit der Langhantel

Diese Übung hat es in sich, denn sie spricht vor allem die Muskulatur des Oberkörpers an. Ich fühle mich bei keiner Übung so stark wie bei dieser, wenn ich die Langhantel über meinem Kopf halten kann!

Um diese Muskeln geht's:

Nacken, Core (Körpermitte), Schultermuskulatur, Bizeps, Brustmuskulatur

So wird's gemacht:

Beginne im Stehen, und fasse die Langhantel deutlich weiter als schulterbreit. Aktiviere deine Körpermitte, und hebe die Langhantel zunächst in die statische Position auf Brusthöhe. Von hier aus hebst du die Hantel über deinen Kopf. Halte diese Position für wenige Sekunden, und führe die Hantel dann den gleichen Weg wieder zurück.

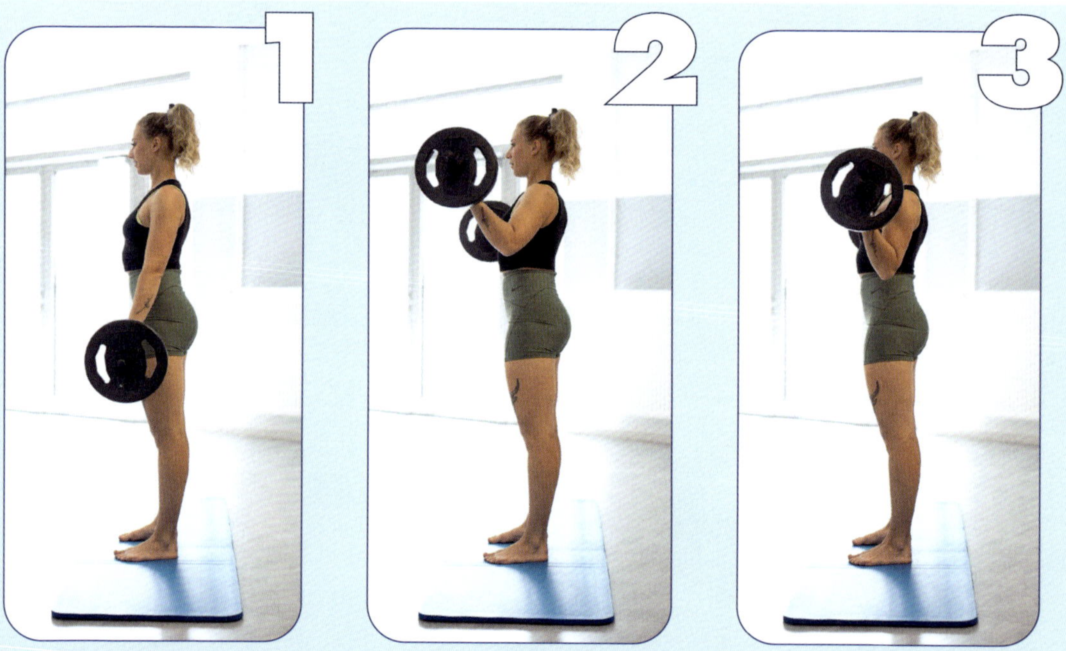

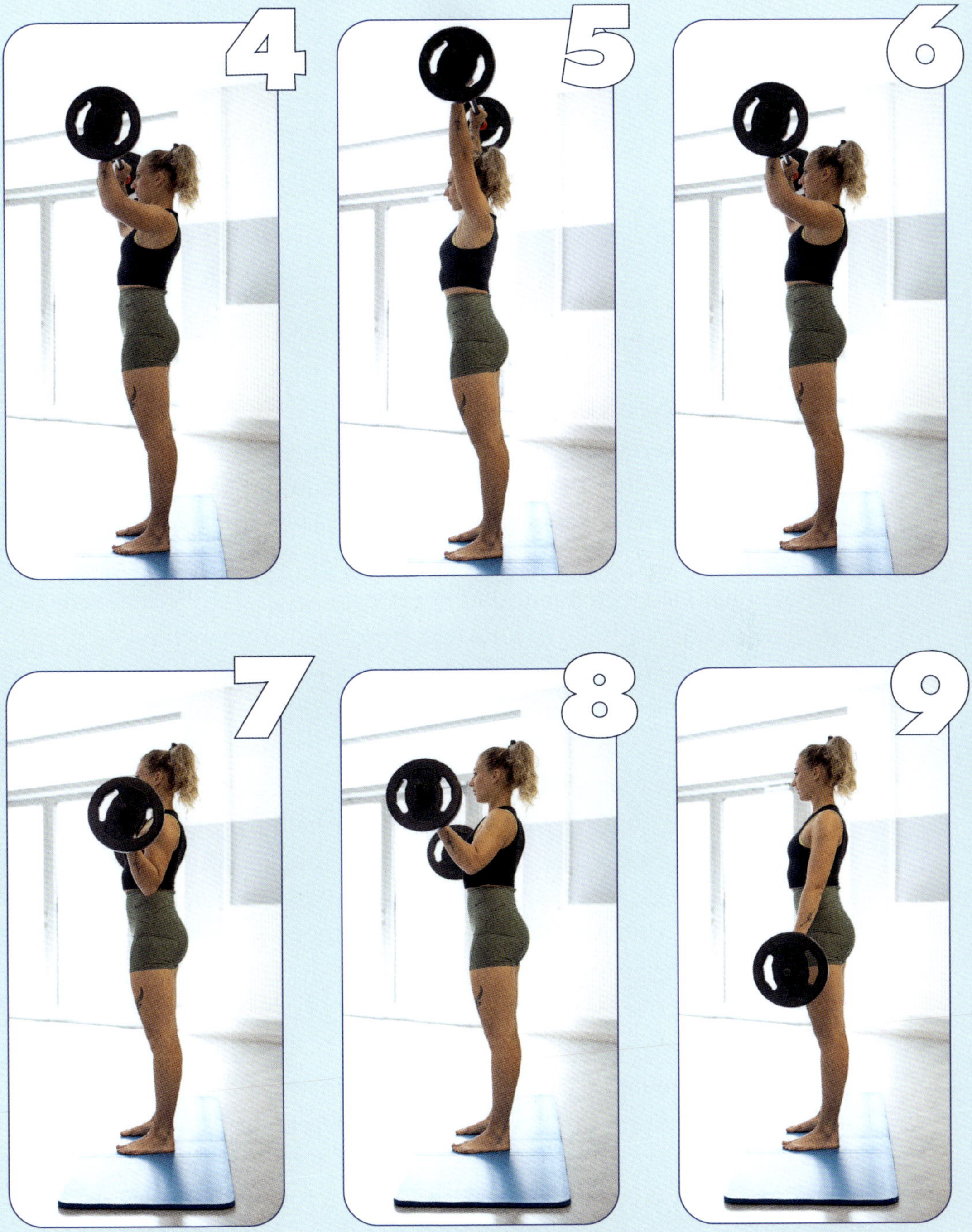
4
5
6
7
8
9

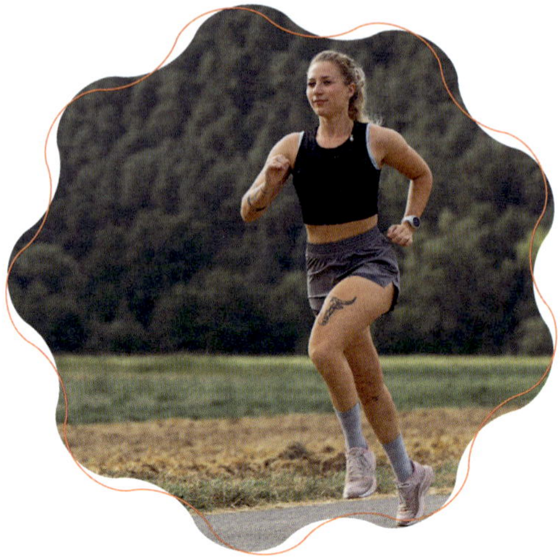

Lauftraining

Für Frauen ist meist ein Mix zwischen Krafttraining und Ausdauertraining ein guter Kompromiss, denn viele Frauen beschreiben, dass sie im Ausdauertraining Ruhe finden und Spaß daran haben. Auch wenn ich selbst Lauftrainerin bin, musste ich mir eingestehen, dass Krafttraining für die körperliche Gesundheit von Frauen wichtiger ist als das Laufen. Trotzdem hat Laufen (oder andere monotone Sportarten) einen sehr beruhigenden Effekt auf die Psyche und kann bei Gefühlen von Überforderung oder depressiven Verstimmungen äußerst hilfreich sein. Ich sage hierbei jedoch nicht, dass Menschen mit mentalen Herausforderungen einfach rausgehen und Sport treiben sollen. Ich weiß, dass das oftmals nicht möglich ist. Wir dürfen aber bei der Betrachtung von Gesundheit die mentale Komponente nie vergessen, weshalb die Trainingspläne in diesem Buch aus einer Mischung aus Kraft- und Lauftraining bestehen. Natürlich hat auch das Laufen positive Einflüsse auf die kardiovaskuläre Gesundheit und die Beständigkeit der Knochen, jedoch ist es nicht nötig, dass du dich zum Laufen zwingst, wenn du merkst, dass es nicht deine Sportart ist. In dem Fall kannst du auf andere Ausdauersportarten wie Wandern oder Radfahren zurückgreifen. In den Trainingsplänen, vor allem bei den kleineren, liegt der Fokus deshalb auf dem Krafttraining, und erst bei höherem Umfang wird das Laufen mit in Betracht gezogen. So kannst du sowohl als Sportanfängerin als auch als Halbmarathonläuferin den passenden Plan zwischen XS und L für dich wählen. Auf dem

Buchumschlag findest du außerdem eine Legende, die dir die unterschiedlichen Trainingsmethoden näherbringt.

Wenn du zu den Frauen gehörst, die Laufen rein gar nichts abzugewinnen scheinen, lade ich dich ein, dem Laufen eine Chance zu geben, denn ich weiß, dass der Laufeinstieg meist etwas unbedarft erfolgt, was schnell zu Frustration über die eigene »Unfitness« führt. Vor allem beim Ausdauertraining ist es wichtig, die richtige Belastungsintensität zu treffen. **Die meisten Frauen haben keine Hormonprobleme, weil sie angefangen haben zu laufen, sondern weil sie die falsche Intensität beim Laufen gewählt haben und/oder ihre Energiezufuhr für die neue Trainingsbelastung nicht mehr passt.** Es ist deswegen sehr wichtig, deine eigenen Gefühlsbereiche kennenzulernen und möglichst viele Läufe oder Ausdauereinheiten in Bereichen zu absolvieren, die dir zu langsam vorkommen, um im Krafttraining und während Intervallen stark performen zu können.

Die RPE-Skala

Um diese Gefühlsbereiche besser definieren zu können, nutze ich gern die sogenannte RPE-Skala. RPE bedeutet *Rate of Perceived Exertion,* zu Deutsch ist hier das Level deiner empfundenen Anstrengung gemeint. Die Skala reicht von eins bis zehn, wobei eins gar nicht anstrengend und zehn deine maximale Anstrengung beschreibt. Ich mag die Arbeit mit diesem Bild, da es dein Körpergefühl schult und dich weg von Zahlen wie Herzfrequenz oder Geschwindigkeit bringt. Diese können mit deiner Tagesform schwanken, weshalb es immer sinnvoller ist, die Bedürfnisse des eigenen Körpers zu kennen und verstehen zu lernen. Es hat sich in der Praxis erwiesen, dass wir die RPE-Skala in vier Bereiche einteilen. Ich nenne sie langsam, locker, zügig und schnell.

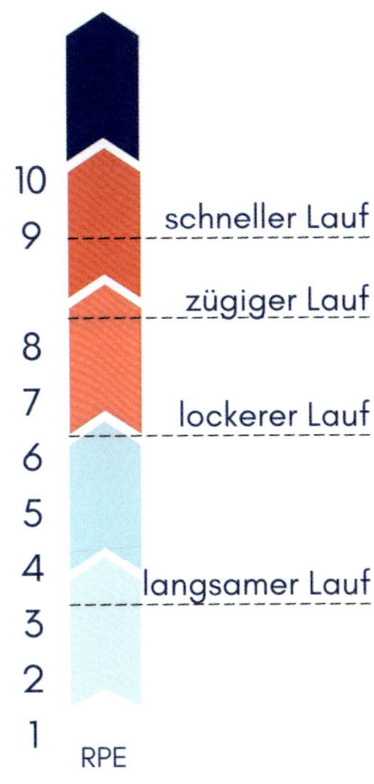

Der langsame Lauf beschreibt den Bereich zwischen zwei und drei, und du solltest hier das Gefühl haben, dass du »zu langsam läufst« und noch viel weiter laufen könntest, wenn du müsstest.

Lockere Läufe befinden sich zwischen vier und sechs und sind moderat anstrengend, aber gut aushaltbar. In diesem Bereich solltest du dich gerade noch so unterhalten können, wenn du in Begleitung läufst.

Zügige Läufe sind deutlich anstrengender und auf der RPE-Skala zwischen sieben und acht. Hier absolvierst du längere Intervalle ab circa 90 Sekunden. Es ist kaum mehr möglich zu sprechen, und du musst schwer atmen.

Schnelle Läufe sind lediglich für kurze Sprints gedacht und auf der Skala bei neun oder zehn. In diesen Bereich solltest du äußerst selten gehen. Generell wird empfohlen, maximal 20 Prozent des Trainings im Bereich über acht zu absolvieren, da ab der Grenze von über 20 Prozent hochintensiver Einheiten kein nennenswerter Trainingszuwachs mehr einsetzt und das Risiko auf Verletzungen deutlich steigt.

Wie du siehst, ist Laufen nicht gleich Laufen. **Für die Hormongesundheit ist es wichtig, dass du schlau trainierst, also in Bereichen, die dein Körper gut aushalten kann.**

In der Theorie klingt das leicht umsetzbar, oder? Jetzt höre ich oft die durchaus berechtigten Gegenstimmen von Frauen, dass ihnen Laufen per se einfach keinen Spaß macht, weil es so langweilig ist. Musik oder Podcast hören kann helfen! Tatsächlich lese ich auf den sozialen Medien häufig: Laufen ist meine Art der Meditation. Meditationslehrer und -lehrerinnen würden jetzt vielleicht sagen: Meditation ist Meditation, Laufen ist Laufen. Für Meditation benötigst du Ruhe.

Ich möchte mit der Annahme arbeiten, dass beide Seiten auf ihre Art recht haben. Auch ich kenne diese Läufe, in denen ich mich selbst sehr klar spüre und wie aus dem Nichts eine Erkenntnis habe, die vorher nicht da war. **Bewegung ist ohne Frage eine ganz besondere Auseinandersetzung mit unseren Körpern.** Für die Schnittmenge zwischen Laufen und Meditation habe ich zwei Laufmeditationen aufgenommen, die du auf deinem nächsten Lauf ausprobieren kannst. Einmal die »Laufmeditation für Kraft und Zuversicht« und dann die »Laufmeditation für Dankbarkeit und Loslassen«. Folge dem QR-Code oder dem Link: www.mankau.de/frauen-trainieren-anders

Passwort: frauenpower

Übung Richtig laufen

Frauen haben einen anderen Stoffwechsel als Männer. Daraus ergibt sich, dass Frauen weniger stark von hochintensivem Training in Form von Intervallen oder HIIT-Work-outs profitieren. Die Studienlage ist auch hier recht dünn, allerdings konnten schon mehrere Studien einen Unterschied der Geschlechter beim HIIT feststellen. So z. B. diese, die zeigte, dass Frauen im Intervalltraining zwar konstantere Leistung bringen können, aber auch weniger von dieser Trainingsart profitieren.[6] Außerdem haben wir auch hier schon gelernt: Zu viel HIIT ist nicht gut für unser Stresslevel. Das bedeutet nicht, dass Frauen auf hochintensive Einheiten verzichten, sondern lediglich die Effekte unterschiedlicher Einheiten hinterfragen sollten.

Es geht um die grundlegende Frage: Sollte ich als Frau meine Schwächen (also den Kohlenhydratstoffwechsel) oder meine Stärken (den Fettstoffwechsel) stärken? Ich glaube ehrlich, dass es auf diese Frage keine allgemeingültig richtige Antwort gibt, denn wir müssen beim frauenspezifischen Training immer zwei Faktoren berücksichtigen: Erstens den Erhalt der Hormongesundheit und zweitens den Aufbau von Fitness. Für Amateursportlerinnen empfehle ich in der Regel Ersteres: Einheiten, die eher den Fettstoffwechsel und die Tempohärte verbessern, sind meist schonender für das Hormonsystem, und Frauen entwickeln trotzdem eine gesteigerte Fitness. Anstatt also in jeder Einheit Vollgas zu geben, ist es ratsam, lieber auf Steigerungen und Tempoläufe, gesteigerte

Dauerläufe, Fahrtspiele oder Tempowechselläufe zu setzen. Genauere Erklärungen zu diesen Einheiten findest du im Bucheinband. Es scheint ohnehin so, als profitierten Frauen etwas mehr von zügigen Läufen, weshalb dieser Bereich immer wieder trainiert werden sollte.

Wenn das Hormonsystem durch Ernährung und Regeneration weitreichend gut unterstützt wird und frau wirklich an die letzten Prozent ihrer Leistungssteigerung anknüpfen möchte, lohnt es sich weiterzuschauen: Da Frauen eine höhere Ermüdungsresistenz und einen besseren Fettstoffwechsel haben, kann es sehr hilfreich sein, die aktuellen Trainingsempfehlungen zu hinterfragen: Was aktuell als der heilige Gral im Ausdauersport gilt, ist das sogenannte Zone-2-Training. **Mit Blick auf ein gesundes Hormonsystem kann ich nur raten, vor allem beim Laufen die langsamen Einheiten wirklich langsam abzulaufen, da die meisten Frauen, die mit einer Hormonstörung zu mir kommen, lange Einheiten meistens deutlich über ihrem Grundlagentempo absolvieren.** Dennoch müssen wir uns fragen, ob das Zone-2-Training für Frauen allein ausreichend ist. Hormongesunde Frauen, die ihr Training weiter verbessern wollen, dürfen auf kurze, schnelle Intervalle (bis 4 Minuten) mit ausreichend Pausen (2–3 Minuten) zurückgreifen, um ihre Fitness weiter zu steigern.

Im Laufen fällt mir immer wieder auf, dass Frauen deutlich besser von einem sauberen Laufstil profitieren. Dazu gab es eine wahnsinnig spannende Studie: Die maximale Sauerstoffaufnahme (VO_2max) von Männern und Frauen wurde getestet. Dabei war die VO_2max von Frauen etwa 25 Prozent unterhalb der von Männern. Dieses Phänomen war so zu erwarten. Die VO_2max liegt bei Amateursportlerinnen ungefähr in diesem Prozentbereich unterhalb der Männer, obwohl sehr gut trainierte Leistungssportlerinnen diese Lücke auf bis zu 10 Prozent im Vergleich zu ähnlich trainierten Männern schließen können. Grund hierfür ist ein Zusammenspiel aus kleineren Organen, geringerem Blutvolumen, weniger Testosteron und Muskelmasse im weiblichen Körper. Obwohl die Frauen also im Mittel 25 Prozent unter den Männern lagen, war ihre maximale aerobe Geschwindigkeit, also die niedrigste Geschwindigkeit, bei der die VO_2max erreicht wird, nur 18 Prozent niedriger. Das bedeutet, dass Frauen ihr Defizit irgendwo kompensieren müssen, und das ist ziemlich eindeutig über eine gute Laufökonomie.[7]

Übertragen wir das auf den Sport allgemein, dann wird deutlich, dass Frauen ihre körperliche Unterlegenheit durch gute Technik kompensieren können. Technik- und Koordinationstraining, egal in welcher Sportart, sind also unerlässlich. Aufgrund des guten Fettstoffwechsels ist es weiterhin sinnvoll zu überlegen, ob du als Sportlerin möglicherweise von einer Umfangssteigerung in deinem Sport profitieren könntest. Mehr Umfang bedeutet nämlich gleichzeitig, mehr Zeit in deiner Sportart und damit eine gesteigerte Ökonomie.

Im nächsten Kapitel erfährst du, wie du das perfekt auf deinen Zyklus timen kannst.

Die drei häufigsten Fragen von Laufanfängerinnen

Wenn du Laufanfängerin bist, wirst du dir die folgenden Fragen sicher schon gestellt haben. Wir klären sie kurz und knapp.

Wie verbessere ich meinen Laufstil?

Ein guter Laufstil kann dich schneller machen und vor Verletzungen bewahren. Krafttraining verbessert deinen Laufstil in der Regel automatisch. Darüber hinaus ergibt es Sinn, eine Laufeinheit pro Woche mit einem kleinen Lauf-ABC von 10–15 Minuten zu erweitern. Das Lauf-ABC beschreibt unterschiedliche Technikübungen. Drei dieser Übungen, die du für einen ökonomischeren Laufstil machen kannst, findest du hier.

Fußgelenksarbeit

Zur Mobilisation deiner Fußgelenke, als Warm-up und für eine bessere Impulsübertragung
Fußgelenksarbeit wirkt erst mal wie »Tippelschritte«, das bedeutet, du rollst von deinem Ballen in Richtung Ferse ab und bewegst die Füße

schnell, also mit hoher Frequenz. Die Knie bleiben dabei möglichst tief, sodass die Füße im Vordergrund stehen. Die Arme sind eng am Körper, und die Ellenbogen werden nach vorn und hinten geführt. Dein Bauch, Gesäß und Beckenboden sind fest angesteuert.

Kniehebeläufe

Für die Impulsübertragung, als Warm-up und zur Stärkung des Beckenbodens
Die Arme sind eng am Körper wie bei der Fußgelenksarbeit. Dein Bauch und Gesäß sind fest, und du forcierst eine aufrechte Position. Nun hebst du die Knie deutlich höher als bei der Fußgelenksarbeit, etwa so, dass sie auf Höhe deiner Hüften sind, und zwar ein Knie nach dem anderen.

Anfersen

Für die Mobilität der unteren Extremität, für die Koordination der Flugphase, als Warm-up
Die Arme sind eng am Körper wie bei der Fußgelenksarbeit. Der Oberkörper ist aufrecht, und die Füße fersen unterhalb des Gesäßes an. Achtung: Der Körper geht nicht in Vorlage wie beim Anfersen für Fußballer, sondern der Oberkörper bleibt aufrecht.

Für alle, die jetzt auf den Geschmack eines professionellen Lauf-ABCs gekommen sind, habe ich gute Nachrichten: Es gibt eine kleine Übungsreihe als Video für dich, damit du alle Übungen anschauen und nachmachen kannst. Zum Video »Lauf-ABC« über den QR-Code oder den Link: www.mankau.de/frauen-trainieren-anders

Passwort: frauenpower

Wie atme ich richtig?

Die einfachste Antwort hierauf ist: Wahrscheinlich tust du es schon! Ich lese immer wieder, dass Läuferinnen beim langsamen Laufen möglichst durch die Nase atmen sollten, damit sie so das richtige Tempo finden. Für mich ist das eine der größten Trainingsmythen in der Laufszene. Die Idee, dass durch die Nase weniger Luft einströmt als durch den Mund und dass du deswegen langsamer laufen wirst, ist einleuchtend. Leider wird hier vergessen, dass es viele Läuferinnen gibt, die zum Beispiel eine schiefe Nasenscheidewand haben oder an Allergien leiden, was das Atmen durch die Nase bei Anstrengung erschwert oder unmöglich macht. **Meiner Meinung nach besteht kein Bedarf, ausschließlich durch Nase oder Mund zu atmen, sondern es ist wichtig, den Atem so kommen zu lassen, wie der Körper es für angebracht hält.** Eine Ausnahme ist hier das Laufen bei Kälte. Wenn es für dich möglich ist, kann die Nasenatmung das Laufen bei unter null Grad erleichtern, weil die Luft in der Nase eher erwärmt wird, bevor sie in die Lunge strömt.

WENN'S IN DER SEITE STICHT

Wenn du unter Seitenstechen leidest, kann es hilfreich sein, folgende Atmung mit einzubeziehen: Atme stoßartig aus, wenn der Fuß auf der Seite des Stechens den Boden berührt, bis das Seitenstechen besser wird.

Welche Schuhe soll ich nutzen?

Laufen ist auch deswegen eine so tolle Sportart, weil du kaum etwas benötigst, um damit anzufangen. Gute Laufschuhe sind aber trotzdem zu empfehlen. Ich rate dir, wenn möglich, einen Laufschuhladen aufzusuchen und dich professionell beraten zu lassen. Es gibt nicht *den* einen perfekten Laufschuh für alle, sondern unterschiedliche Modelle, die für verschiedene Laufstile, Fußformen und Gewichte geeignet sind. Du wirst beim perfekten Laufschuh sofort ein gutes Gefühl haben und kannst direkt loslaufen.

Mein Tipp: Achte weniger darauf, wie der Schuh aussieht, sondern eher darauf, wie er sich anfühlt, und laufe ihn ein paar Schritte zur Probe. Langfristig ist es ratsam, mehr als nur einen Laufschuh im Schrank zu haben und deine Schuhe auszutauschen, wenn sich die Sohle hart anfühlt.

YOGA ALS WERTVOLLE UNTERSTÜTZUNG

Du wirst hier und da Übungen aus dem Yoga finden. Yoga ist eine sehr alte Philosophie aus physischen und mentalen Übungen, die den Körper und Geist stärken. Ich bediene mich der körperlichen Übungen gern, da sie Frauen herausfordern und hilfreich sind. Wenn du bereits Yoga praktizierst, ist das sehr wertvoll. Wichtig zu verstehen ist hierbei nur, dass Yoga allein zur Kräftigung des Körpers meistens nicht ausreicht, um langfristig Muskulatur aufzubauen. Eine besondere Form des Yoga ist das sogenannte Yin-Yoga, das etwas sanftere und ruhigere Übungen beinhaltet. Wichtig sind hier die Entspannung und Dehnung der Muskulatur und des Bindegewebes – besonders der Faszien –, weniger die Kräftigung und Aktivierung der Muskeln.

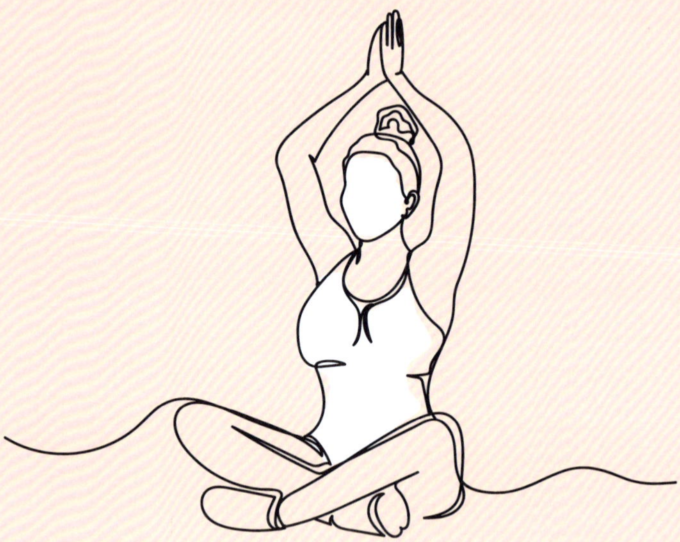

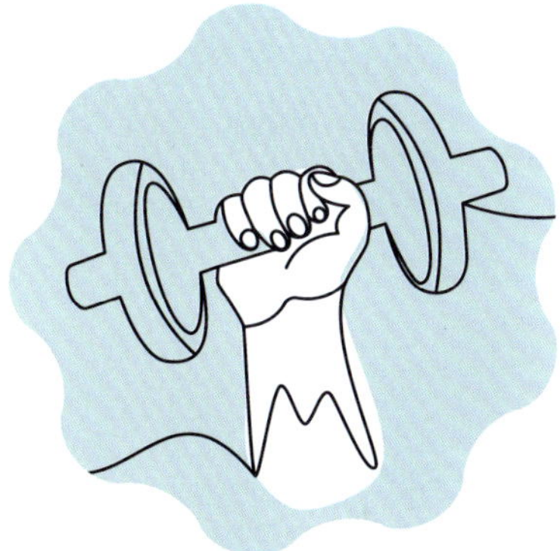

Wie du die Trainingspläne in diesem Buch nutzt

Ich habe die Trainingspläne so gestaltet, dass du dich selbst auf deinem Level einordnen kannst. Wenn du sportinteressiert bist, aber bisher noch nicht strukturiert trainiert hast, empfehle ich dir, mit dem XS-Plan zu starten. Im XS- und S-Plan findest du vorrangig Krafttrainings-Sessions, weil Krafttraining für Frauen zielführender ist als reines Ausdauertraining. Die Pläne M und L sind für Frauen gestaltet, die regelmäßig laufen und dies anhand ihrer weiblichen Physiologie optimieren wollen. Du kannst die Pläne ohne Probleme nacheinander durchlaufen, das bedeutet, du kannst nach erfolgreichem Abschluss des XS-Plans weiter zum S-Plan gehen und so weiter. Suche dir pro Kraftsession 3–6 Übungen heraus, die du in 2–5 Sets mit bis zu 12 Wiederholungen und 3 Minuten Pause abrufst. Falls du mehr trainieren möchtest, aber gern weniger Lauftraining in deinem Plan hättest, dann ersetze die längste Laufeinheit durch eine zusätzliche Krafteinheit.

Auf dem Umschlag findest du kurze Erklärungen zu den unterschiedlichen Laufeinheiten, sodass du nicht immer wieder das passende Kapitel suchen musst. Viel Spaß beim Trainieren!

Wenn du zu den Frauen gehörst, die bereits mehr trainieren, als in diesen Trainingsplänen porträtiert, dann kannst du den L-Trainingsplan trotzdem als Inspiration für dein eigenes Training nutzen, um in der Tiefe zu verstehen, welche Trainingseinheiten du für ein gesundes Hormonsystem benötigst.

Exkurs

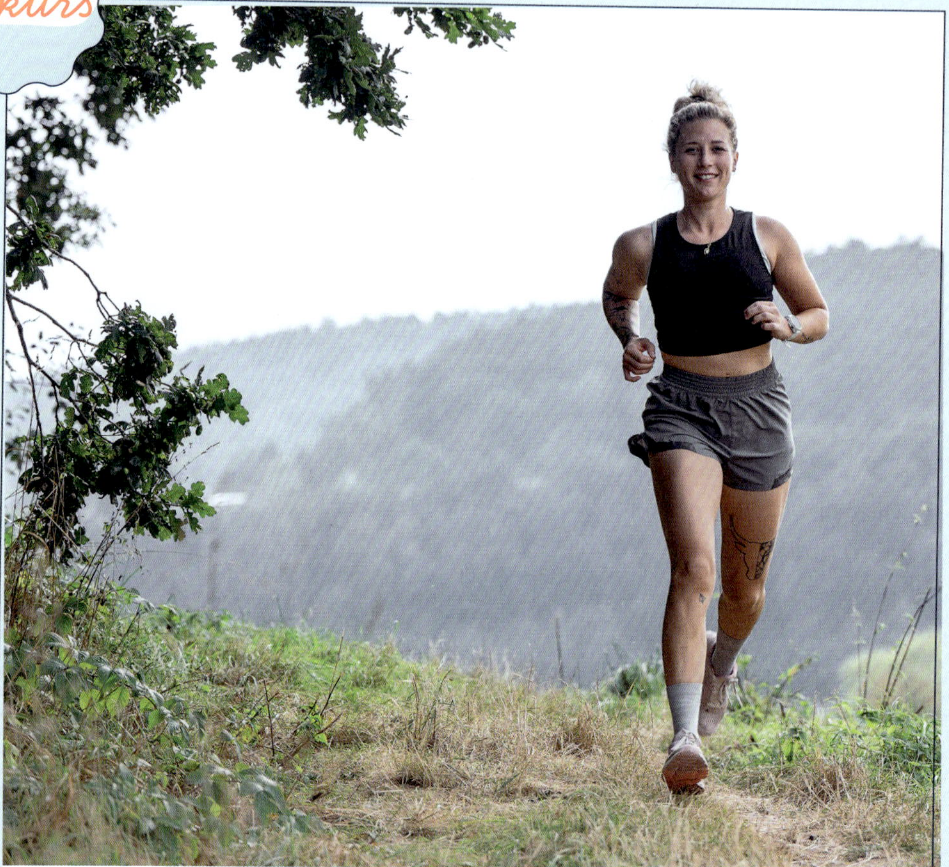

Dein perfekter Laufeinstieg

Ins Laufen einzusteigen kann für manche Frauen eine echte Herausforderung sein. Keine Sorge: Mit den richtigen Tipps haben es schon so viele vor dir geschafft, dir gelingt das auch!

Sei dir darüber bewusst, dass es drei bis vier Wochen dauert, bis sich eine Routine etabliert hat. Möglicherweise wirst du erst dann wirklich Vorfreude aufs Laufen entwickeln. Das Gute daran? **Vor allem in den ersten Wochen deines Laufeinstiegs verbessert sich deine Ausdauer enorm, und du wirst sehr schnell Erfolge sehen.** Meist kommt die Motivation dann wie von allein, wenn die ersten Wochen geschafft und die ersten Erfolge messbar sind.

Du hast es so oft versucht, aber nie länger als drei Wochen durchgehalten? Hier sind die häufigsten Fehler von Läuferinnen, die alles nach kurzer Zeit wieder hinschmeißen (und denk immer daran: Niemand muss laufen):

- Sie laufen nicht langsam genug.

  Der häufigste Grund für Verletzungen, kleinere Wehwehchen, Zyklusstörungen oder Motivationsverlust ist, dass Läuferinnen ihre langsamen Läufe nicht wirklich langsam machen. Merke dir: Du kannst fast nicht ZU langsam laufen, aber leicht zu schnell.
- Sie wollen das Tempo zu schnell steigern, bekommen dann Schmerzen und verzichten auf Regenerationswochen.
- Sie vergleichen sich mit Bekannten.

  Der schlechteste Vergleich ist der Vergleich mit Menschen, die du kennst, oder schlimmer noch, die du nicht kennst. Lebenssituationen sind immer völlig unterschiedlich. Nur weil es deine beste Freundin viermal pro Woche zum Training schafft, heißt das nicht, dass du nachziehen musst. Vielleicht arbeitet sie weniger, hat keine Kinder oder treibt seit ihren Kindertagen Sport. Es fällt ihr somit leichter, ihren Trainingsumfang aufrechtzuerhalten.
- Sie haben ihr Ziel nicht klar gesteckt.

  Was willst du? Wofür läufst du? Wenn du nicht weißt, wo die Zielscheibe steht, wie willst du dann den Pfeil in die richtige Richtung losschicken? So ist es auch mit deinem Laufeinstieg. Wenn du nicht weißt, wofür, dann wird es wahrscheinlich schwierig mit der Motivation. Ziele dürfen sich immer verändern, aber sie sollten vorhanden sein. Hier ein paar mögliche Ziele:
  - Gesünder und fitter werden.
  - Besser die Treppen hochkommen.
  - Länger mit den Kindern toben können.
  - Einen Halbmarathon laufen können.
  - Fünf Kilometer in einer halben Stunde schaffen.
  - Gewicht verlieren.
- Sie haben nicht den richtigen Trainingsplan oder gar keinen.

Training mit dem Zyklus

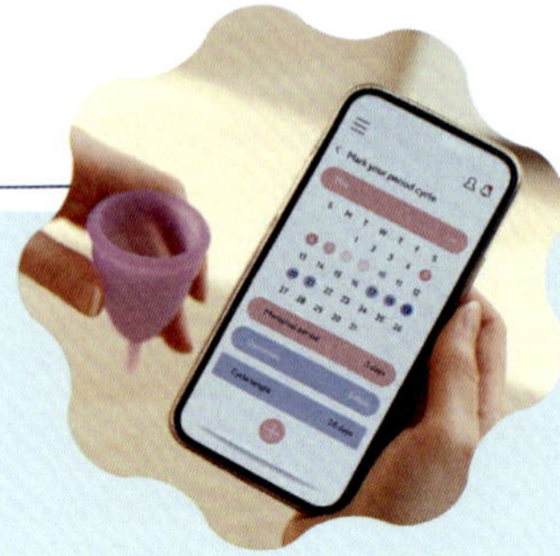

Beim zyklusbasierten Training bedienen wir uns vor allem der positiven Effekte von Östrogen und Progesteron, wobei auch Testosteron rund um den Eisprung leicht erhöht ist. Damit du deinen Zyklus besser verstehst und danach trainieren kannst, ist es wichtig, ihn dokumentieren zu lernen.

Zyklustracking

Bevor du nun mit deinem Zyklus trainierst, rate ich dir, deinen Zyklus genauer kennenzulernen. Vielleicht hast du schon mal davon gehört, dass es Frauen gibt, die »natürlich« verhüten, und dich gefragt, wie das funktionieren kann. Warum das funktioniert und auch in der Kinderwunschzeit sinnvoll ist, das erfährst du in diesem Kapitel. Wir bedienen uns zur Zyklusdokumentation unterschiedlicher Parameter, mit denen wir unseren Zyklus dokumentieren können.

Um den Zyklus gut zu verstehen, benötigen wir zwei Parameter: **Ein Parameter steht dafür, dass bzw. ob genug Östrogen im Körper ist, um einen Eisprung zu initiieren, und der zweite ist notwendig, um zu bestätigen, dass der Eisprung vorhanden war und Progesteron freigesetzt wurde.** Einerseits wird der sogenannte Zervixschleim beobachtet, also der »Ausfluss«, der sich im Laufe deines Zyklus verändert, und andererseits wird deine

Körpertemperatur registriert, da das Progesteron dafür sorgt, dass die Körpertemperatur ansteigt.

Notiere es, sobald der Schleim eine eiklare, spinnbare Konsistenz hat. Dann ist dein Östrogenlevel am höchsten, und der Eisprung steht kurz bevor.

Gleichzeitig ist es wichtig, deine Körpertemperatur im Blick zu behalten, um sicher bestimmen zu können, dass es zu einem Anstieg an Progesteron im Körper gekommen ist. Ja, es ist nämlich möglich, dass dein Zervixschleim zwar die höchste Qualität erreicht, aber trotzdem kein Eisprung vorhanden war. Kaufe dir dafür am besten ein Basalthermometer mit zwei Nachkommastellen, und miss deine Temperatur jeden Morgen direkt nach dem Erwachen. Nach dem Eisprung sorgt das Progesteron dafür, dass deine Körperkerntemperatur leicht ansteigt (ca. 0,2–0,5 Grad). Diese Temperaturhochlage endet erst wieder mit Einsetzen deiner nächsten Menstruation.

Schreibe dir deine Daten auf oder dokumentiere sie mithilfe von Excel oder einer App.

Alle Parameter zusammen bestätigen deinen Eisprung. Notiere dir unbedingt alles, was dir sonst noch an deinem Zyklus auffällt. Hast du Tage, in denen du weniger leistungsfähig bist? Gibt es Tage mit Schmerzen? Leidest du an Stimmungsschwankungen oder Kopfweh? All das kann ein Muster ergeben und deine Trainingsplanung verbessern.

Warum ist Zyklustracking so wichtig?

Eins vorweg: Niemand *muss* den Zyklus dokumentieren, aber wie schon erwähnt, es kann dein zusätzliches Vitalzeichen, deine Superpower sein, weil du immer genau siehst, ob dein Eisprung vorhanden war und du eine ausreichend lange Lutealphase hattest. Außerdem kannst du nur so dein Training ganz genau planen, denn die wenigsten Frauen haben ihren Eisprung in der Mitte des Zyklus. Es kann sein, dass deine Follikelphase länger ist als deine Lutealphase oder umgekehrt. Es kann auch passieren, dass du zwar eine Blutung beobachtest, aber diese keine echte Periodenblutung, sondern eine Hormonmangelblutung aufgrund eines ausbleibenden Eisprungs ist. Für mich und viele andere Frauen ist die Zyklusdokumentation nicht mehr aus dem Alltag wegzudenken, weil wir nur so überprüfen können, ob unser Hormonsystem wirklich gut funktioniert.

TRAINING NACH DEM ZYKLUS

Du kannst nur dann zyklusbasiert trainieren, wenn

- **dein Eisprung vorhanden ist und**
- **deine Lutealphase zehn Tage oder länger ist.**

Ist das nicht der Fall, dann empfehle ich dir dringend, zuerst auf Seite 129 weiterzulesen, denn dort erhältst du hilfreiche Tipps für einen gesunden Zyklus.

Phasen des zyklusbasierten Trainings

Du hast nun schon gelernt, was hormonell im Laufe deines Zyklus passiert. Außerdem hast du verstanden, dass es auch darum geht, die weibliche Physiologie in dein Training mit einzubeziehen. Die Grundlagen gilt es immer zu berücksichtigen, egal, in welcher Phase du dich befindest. Bevor ich dir einen Beispieltrainingsplan vorstelle, möchte ich dir die wichtigsten Dos und Don'ts für die einzelnen Phasen vorstellen, damit du ein erstes Gefühl dafür bekommst, wie das Training aussehen wird. Zyklusbasiertes Training wird in den letzten zwei Jahren immer populärer, und es ranken sich mittlerweile einige Mythen um das Thema. Lass uns den größten Mythos direkt aus dem Weg schaffen: **Zyklusbasiertes Training bedeutet keinesfalls, dass du je nach Zyklusphase auf Sportarten verzichten oder sie gar austauschen solltest.** Aus einem mir recht einleuchtenden Grund hat sich dieses Verständnis mittlerweile etabliert: Unternehmen oder Influencerinnen mit großer Reichweite, aber häufig wenig Hintergrundwissen, haben sich des zyklusbasierten Trainings angenommen und ihr Halbwissen verbreitet. So gelangt ein Bild in die Welt, das mit der Realität – und vor allem mit fundiertem Wissen und evidenzbasierten Fakten – herzlich wenig zu tun hat. Vielmehr wird hier versucht, ein Verständnis von Zyklusbewusstsein in den Sport zu verlegen, was in erster Linie nicht ganz schlecht ist, weil es Frauen mit funktionierendem Menstruationszyklus erlaubt, ihren Zyklus ernst zu nehmen und sich Ruhe zu gönnen, wenn sie sich danach fühlen. Andererseits birgt dieser Versuch die Gefahr, dass es zu mehr Verletzungen kommt, weil in diesen Konzepten das Krafttraining und Intervalltraining nur in zwei von vier Wochen empfohlen wird. Das kann schnell zu Überlastungen führen. Darüber hinaus fühlen sich Athletinnen, die eine Hauptsportart verfolgen, nicht angenommen. Ich bekomme mittlerweile viele Nachrichten von Frauen, die mich fragen, ob sie während der Periode überhaupt Laufen gehen dürfen. Es ist eigentlich ganz einfach: Deine Hauptsportart darfst du in jeder Zyklusphase ausführen. Zyklusbasiertes Training hilft dir dabei, die Intensitäten so smart zu wählen, dass sich PMS-Symptome verbessern können und deine Leistung weiter steigt, weil wir *mit* deinen Hormonen trainieren.

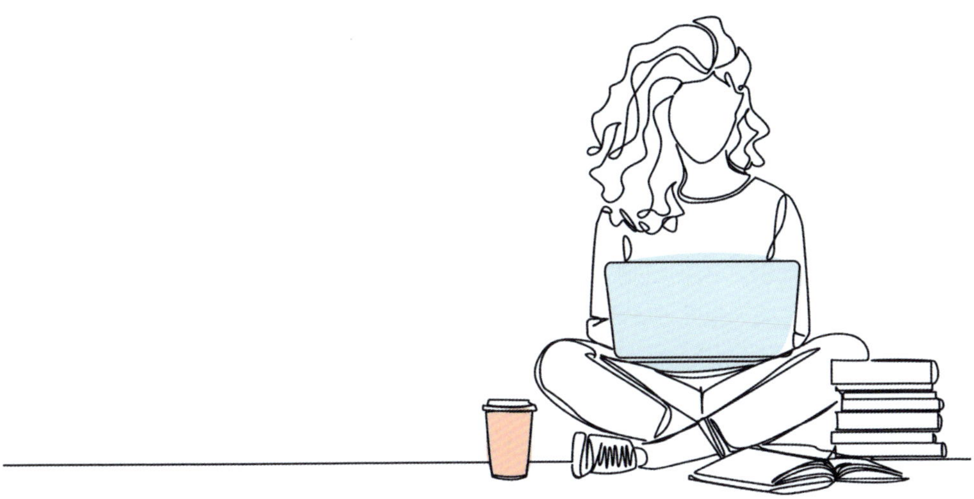

Exkurs

28 Tage Topleistung

Vielleicht bist du eine erfahrene Läuferin und fragst dich, was es außer einer neuen Bestzeit oder der nächst längeren Distanz noch für dich gibt? Du hast Joëlles Storytime gelesen und dachtest dir: So etwas möchte ich irgendwann auch mal machen? Ich möchte hier einmal darüber sprechen, welche Formen des Laufens es noch gibt, in denen du dich möglicherweise ausprobieren kannst.

Wann hast du das letzte Mal etwas zum ersten Mal gemacht? Ich glaube, diese Frage dürfen wir uns vor allem im sportlichen Kontext immer wieder stellen, um einerseits die Motivation zu erhalten, andererseits aber auch den Spaß nicht zu verlieren. Leider erlebe ich immer wieder Läuferinnen, die irgendwann so verbissen und in der Hoffnung an den nächsten Wettkampf gehen, dass es dieses Mal endlich was mit der Bestzeit wird, dass der Sieg allein deswegen oft schon zum Scheitern verurteilt ist.

Ultralaufen

Mein Läuferinnenherz schlägt stark fürs Ultralaufen. Als Ultramarathon werden Läufe bezeichnet, die über die Marathondistanz hinausgehen. Klassischerweise starten Ultraläufe ab einer Länge von 50 Kilometern.

Populär werden aktuell die sogenannten Ultratrails, hier werden nicht nur sehr lange Distanzen gelaufen, sondern diese sogar auf unwegsamem Gelände im Wald oder in den Bergen auf kleinen Pfaden ausgetragen. Was im ersten Moment vielleicht abschreckend klingt, kann für einige Läuferinnen eine heilsame Erfahrung sein, vor allem, wenn sie bisher von Marathon zu Marathon und von Bestzeit zu Bestzeit gelaufen sind. Das Schöne am Ultralaufen ist nämlich, dass keine Strecke vergleichbar und die Zielzeit oftmals vollkommen irrelevant ist, weil der Stolz auf das Absolvieren der Distanz überwiegt. Für Frauen kann dieser Sport interessant sein, weil unsere Körperkomposition dafür recht geeignet scheint und der Ultratrail bislang von eher wenigen Frauen entdeckt wurde.

Bei Ultrarennen gibt es kaum Limitierungen in der Distanz. Ob du 50 Kilometer auf einem flachen Radweg laufen möchtest oder über 300 Kilometer über mehrere Tage in den Alpen ... Hier gibt es kaum Grenzen.

Lange Distanzen mit Periode

Eine Frage, die bei vielen Frauen bleibt, vor allem, wenn sie lang unterwegs sind: Was tun, wenn die Periode kommt? Meiner Erfahrung nach denken einige Frauen, sie wären in der Phase ihrer Periode nicht so leistungsfähig. Dafür gibt es kaum begründete Hinweise. Natürlich können Menstruationsschmerzen den Wettkampf in ein unschönes Licht rücken, aber generell solltest du den Periodenstart eher als Geschenk ansehen. Warum? Deine Thermoregulation funktioniert jetzt wieder besser, und deine Körpertemperatur ist gesunken. Außerdem ist dein Blutzucker wieder stabiler. Im Vergleich zur Lutealphase bist du jetzt also im Vorteil. Keine Sorge daher vor schlechter Performance. Auch wenn du in diesem Buch schon gelernt hast, dass die ersten Tage der Menstruation eher für ruhigeres Training genutzt werden können, sei dir sicher, dass Wettkampf und Training zwei vollkommen unterschiedliche Dinge sind.

Während des Wettkampfs stehen dein Wohlbefinden und deine Performance im Vordergrund. Bei Wettkämpfen bis zur Halbmarathondistanz sollte der Tampon oder die Periodenunterwäsche ausreichend sein. Falls nicht, ist es durchaus ratsam, ärztlichen Rat einzuholen, da die Blutung sehr stark zu sein scheint. Ab der Marathondistanz kann es sinnvoll sein, vorher zu wissen, bei welchen Kilometermarkierungen die Toiletten aufgestellt werden. Meistens ist aber auch das nicht nötig. Denn eines vorweg: Es gibt einige Frauen, die berichten, dass sie unter starken Laufbelastungen in den ersten Zyklustagen deutlich weniger bluten. Ob das nun daran liegt, dass die Gebärmutterkontraktionen unter Belastung verändert sind oder andere Mechanismen dafür sorgen, dass wir weniger bluten, ist noch unklar. Trotzdem ist es einen Versuch wert herauszufinden, ob auch dein Körper weniger blutet, wenn er belastet ist. Diese Gewissheit allein kann große Entspannung bringen.

Leider sind immer noch viele Veranstaltende von Rennen unvorbereitet, vor allem, wenn es Wettkämpfe im Wald oder in den Bergen sind. Hier findet sich nur selten die Möglichkeiten einer Toilette. Dass dieses Thema immer noch tabuisiert ist, macht es oft nicht einfacher. Wenn frau die Pille nicht nimmt, hat sie natürlich keinen Einfluss darauf, wann die Periode kommt. Aber wohin bloß mit dem Müll, wenn ich im Wald unterwegs bin? Was kann ich tun:

- **Tampons und Mülltüte/Wetbag**
  Wenn keine Toilette in Sicht ist, gibt es leider nur eine Möglichkeit: gut vorbereitet starten. Deswegen solltest du am besten vorsorgen und dir sowohl ausreichend Tampons als auch eine Mülltüte oder – die elegantere Form – eine Wetbag mitnehmen, um deinen Tampon im Notfall wechseln zu können und deinen Müll nicht im Wald liegen zu lassen. Nicht optimal, aber immerhin eine Strategie, die dich am Wettkampf teilnehmen lässt.
- **Menstruationstasse oder -disc**
  Einige Läuferinnen machen gute Erfahrungen mit Menstruationstassen, da diese ein höheres Fassungsvermögen als Tampons haben und entsprechend weniger oft gewechselt werden müssen. Wichtig ist hierbei, dass du deiner Tasse oder Disc durch und durch vertraust. Wenn die Tasse bei dir undicht ist, könntest du entsprechende Sporttassen mit härterem Silikon ausprobieren. Beachte nur bitte, dass Tassen, ähnlich wie Tampons, Menstruationsschmerzen verschlimmern können.
- **Periodenunterwäsche und Notfallhöschen in der Wetbag**
  Eine elegantere Möglichkeit kann das Tragen von Periodenunterwäsche sein. Als mich vor mehreren Jahren die ersten Periodenunterwäsche-Labels um eine Kooperation gebeten haben, hätte ich diese Empfehlung auf keinen Fall gegeben! Damals waren die »period panties« windelartig und hinterließen meist ein nasses Gefühl. Mittlerweile gehe ich mit Periodenpanties nicht nur raus, sondern auch laufen. Natürlich ist das eine Gewöhnungssache, und ich empfehle dir,

diese Methode erst mal auf kürzerer Distanz zu testen. Gute Höschen können aber mittlerweile zwischen vier bis sechs Tampons fassen, was sie bei Wettkämpfen für uns Frauen sehr nützlich macht. Wenn wir ohnehin eine Laufweste dabeihaben, können wir dort auch ein Höschen im Wetbag zum Wechseln verstauen.

Hyrox

Hyrox ist eine Wettkampfform, die ich in diesem Buch nicht unerwähnt lassen möchte. Obwohl es noch vergleichsweise unbekannt ist, könnte Hyrox eine schöne Alternative für dich sein, wenn du Kraft- und Lauftraining kombinierst. Beim Hyrox wird zunächst eine Strecke von 1 Kilometer gelaufen. Danach folgt eine Übung, die wir eher aus dem CrossFit kennen (z. B. Rudern am Gerät, Medizinballwürfe an die Wand, Ausfallschritte mit Sandsack etc.). Nach der Übung wird wieder 1 Kilometer gelaufen. Der Wettkampf umfasst insgesamt acht festgeschriebene Übungen mit 8 × 1 Kilometer dazwischen.

OCR

OCR steht für »Obstacle Course Racing«, auf Deutsch könnte man es wohl mit »Hindernislaufrennen« übersetzen. Ähnlich wie beim Hyrox sind auch beim OCR Hindernisse zu überwinden. Diese sind allerdings weniger starr vorgeschrieben, und die Rennen können von 5 Kilometern bis zum Ultra unterschiedliche Distanzen annehmen. Die Hindernisse sind dabei vielseitig (Wasser, Balance, Klettern, Tragen etc.). OCR ist also ebenfalls für Läuferinnen interessant, die gern Krafttraining integrieren, oder auch für die, die neben dem Laufen gern Klettern oder Bouldern gehen.

Wie du siehst, ist Laufen nicht gleich Laufen. Ich möchte dich dazu ermutigen, dich auszuprobieren, bis du die perfekte Sportart für dich gefunden hast.

Mein Trainingskonzept

Seit mehr als vier Jahren arbeite ich mit Frauen zusammen und habe in dieser Zeit ein Konzept für zyklusbasiertes Training entwickelt. Meine Methode setzt sich aus unterschiedlichen Kenntnisständen zusammen: **Zum einen ist da die trainingswissenschaftliche Grundlage mit Erkenntnissen, die die Wissenschaft anhand von Studien mit Männern gewonnen hat und die als allgemeingültig angesehen werden. Zum anderen berücksichtigt sie die Hormonlehre und die weibliche Physiologie. Vereint wird das Ganze durch meine jahrelange Arbeit mit Athletinnen und den Austausch mit ihnen.**

Genutzt wird ein gängiges Trainingskonzept, was sich perfekt für die Synchronisation mit dem Menstruationszyklus eignet. Hier wird das Training als Blocktraining von vier Wochen gesehen. In der ersten Woche wird intensiv, aber dafür mit geringem Umfang (Trainingsdauer) trainiert. In der zweiten Woche wird der Umfang gesteigert und die Intensität leicht nach unten reguliert. In der dritten Woche erfolgt eine weitere Umfangssteigerung und Reduktion der Intensität, die letzte Woche wird als Regenerationswoche genutzt. Vor allem die Regenerationswoche wird bei Hobbysportlerinnen oft nicht ernst genommen, obwohl sie maßgeblich für den Trainingserfolg verantwortlich ist. Allein deswegen widmen wir uns der Regeneration in einem ganz eigenen Kapitel. Was recht theoretisch klingt, ist in der Praxis wirklich gut und einfach umsetzbar, vor allem, wenn du deinen Zyklus dokumentierst und ihn im Training berücksichtigst.

Mein Tipp: Du kannst nicht nur das Lauftraining deinem Zyklus anpassen, sondern auch dein Krafttraining zyklusoptimiert gestalten: Hierfür empfehle ich dir, die Phase vor dem Eisprung für Progression, also die Steigerung des Trainingsgewichts, zu nutzen oder tatsächlich mal mit mehr Gewicht und weniger Wiederholungen zu trainieren. In der Lutealphase hingegen kannst du die Wiederholungszahl etwas erhöhen und das Gewicht halten oder leicht reduzieren.

Beispiele für zyklusbasiertes Training im Laufen und Kraftsport

In den vorangegangenen Kapiteln hast du gelernt, dass dein Zyklus wahrscheinlich kein Bilderbuchzyklus mit achtundzwanzig Tagen und dem Eisprung in der Mitte sein wird. Trotzdem bediene ich mich für meine Beispieltrainingspläne genau dieses Konzepts. Warum? Mein Ziel mit diesem Buch ist es, dich in die Selbstwirksamkeit zu bringen. **Dein Körpergefühl und deine ganz individuellen Beobachtungen deines Zyklus legen die Grundlage für die Trainingspläne ab Seite 120.** Ich gehe davon aus, dass du keine Beschwerden wie PMS hast. Solltest du diesbezüglich merken, dass du Probleme hast, empfehle ich dir, den zu deiner Zyklusphase passenden Trainingsplan etwas zu schieben, und die Regenerationswoche, die hier auf der späten Lutealphase/beginnenden Menstruationsphase liegt, beispielsweise etwas weiter in Richtung Menstruation oder Eisprung zu legen. Hierdurch können PMS-Symptome oder eine schmerzende Periode deutlich positiv beeinflusst werden. Solltest du Beschwerden während deines Zyklus haben, empfehle ich dir, das Kapitel »Regeneration und Stressmanagement« (ab Seite 162) gründlich zu lesen.

DEIN TRAINING NACH ZYKLUSPHASEN IM KURZÜBERBLICK

Menstruation	Follikelphase	Lutealphase
• Regenerative und kürzere Einheiten • Weniger ist mehr, lieber eine Einheit ausfallen lassen • Ausreichend Schlaf forcieren Diese Punkte vor allem in den ersten 3 Tagen berücksichtigen	• Vermehrt anstrengendere Einheiten (z.B. Intervalle) integrieren • Für die Zeit des Eisprungs gilt: Auf Körpersignale achten! Regeneration oder Belastung?	• Länger und lockerer trainieren • Direkt nach dem Training einen Snack zu sich nehmen • Kalorien-/Proteinzufuhr generell erhöhen

Training in der Menstruationsphase

In der Menstruationsphase liegt der Fokus auf einer höheren Intensität und weniger Umfang. Deine hormonelle Lage lässt es zu, dass du schon am zweiten oder dritten Tag intensiv einsteigen kannst. Achte aber bitte auf dich und deine körperlichen Signale: Wenn du Periodenschmerzen hast, kann es sein, dass Sport diese Schmerzen lindert, es ist aber nicht bei allen Frauen so. Es kann sein, dass Sport die Menstruationsschmerzen noch zusätzlich verstärkt. Es ist also wichtig, dass du selbstbestimmt handelst und nicht stur den Empfehlungen folgst. Manche Frauen haben während der Periode so starke Schmerzen, dass an Sport nicht zu denken ist. Gut gemeinte Empfehlungen, dass Bewegung helfen kann, sorgen möglicherweise dafür, dass sich Betroffene schlechter fühlen, als es ohnehin schon der Fall ist, weil sie sich als Versagende empfinden. **Meiner Erfahrung nach ist der einzig nachhaltige Weg in ein schmerzfreies Leben, den Schmerz im Alltag und im Training anzunehmen und damit zu arbeiten.**

Hier ein paar weitere kleine Helfer bei schmerzender Periode:

- Magnesiumeinnahme in der Lutealphase
- auf Menstruationstasse und Tampons verzichten
- viel Wasser trinken
- leichte Mobilisation der Hüfte

Übung bei Periodenschmerzen

Platziere dein unteres Bein, als würdest du dich in den Schneidersitz setzen wollen. Lege nun aber dein anderes Bein so über das untere, dass die Knie möglichst übereinanderliegen. Wenn du die Dehnung intensivieren möchtest, lehne dich mit deinem Oberkörper über deinen Unterkörper und verweile 2–3 Minuten in dieser Position. Wechsele anschließend die Seiten.

1

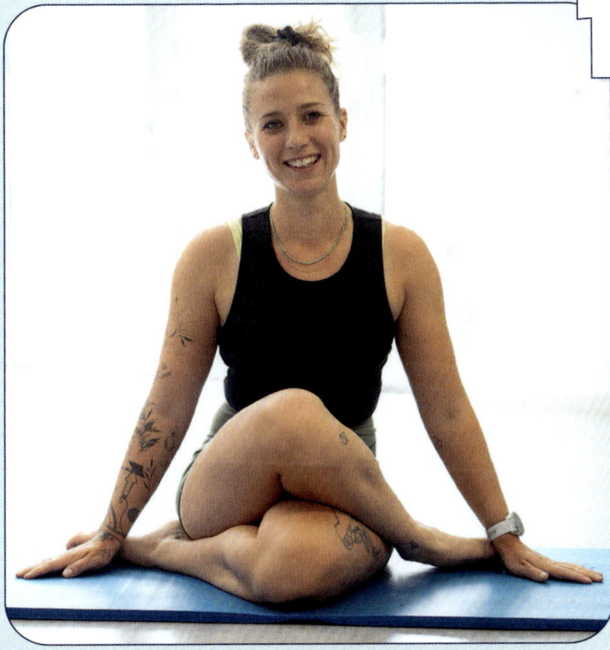

2

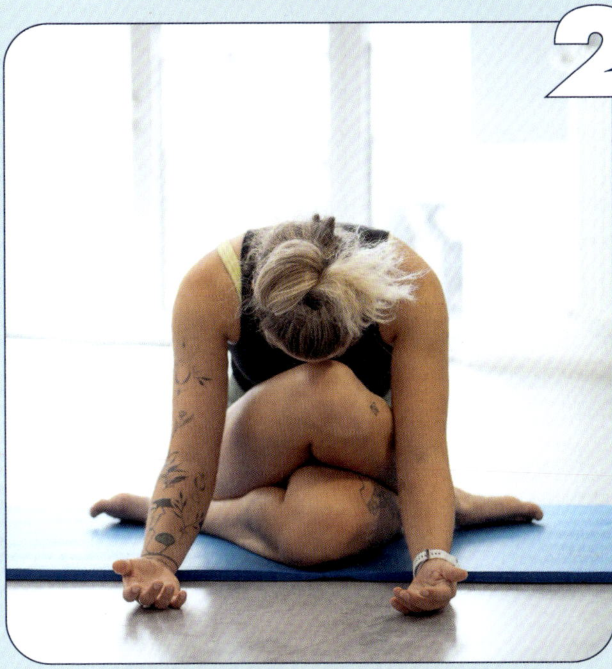

Menstruationsschmerzen sind ein Problem, das sich selten sofort lösen lässt. Gib deinem Körper also ein paar Zyklen Zeit, um Besserung zu spüren. Zwei Dinge möchte ich allerdings deutlich betonen:

1. Es ist okay, zu Medikamenten zu greifen, wenn die Schmerzen deinen Alltag belasten!

Warum? Natürlich ist eine schmerzfreie Periode unser Ziel und unser Zyklus unser Kompass. Besserung kommt aber nicht von heute auf morgen, und ein erster Schritt, sich von Schmerzen zu lösen, ist die Annahme dessen, dass die Schmerzen »schlimm genug« sind. Ich selbst litt sehr lang unter starken Krämpfen während meiner Menstruation und dachte immer, dass das etwas sei, was Frauen eben aushalten müssten. Also habe ich keine Schmerzmittel genommen und es mit einer Wärmflasche durchgestanden. **Mittlerweile wissen wir, dass Menstruationsschmerzen deutlich schlimmer sein können als Geburtsschmerzen oder ein Herzinfarkt.** Leider werden Frauen diese Schmerzen immer wieder von fachkundigem Personal abgesprochen, was es schwierig macht, sich einzugestehen, dass es nicht nötig ist, sich während der Periode zu quälen. Auch das ist ein Schritt in ein zyklusbewusstes, selbstwirksames Leben, was langfristig auch ohne Schmerzmittel schmerzfrei sein darf.

2. Menstruationsschmerzen sind nicht immer *nur* Folge einer hormonellen Dysbalance!

Mittlerweile begegnen mir leider zu oft Hormoncoaches, die diesen Fakt schlichtweg übersehen, weil sie den Standpunkt vertreten, dass jedes Problem innerhalb des Zyklus seinen Ursprung in der Hormonbalance hat. Hiervon möchte ich mich unbedingt distanzieren und dich ermutigen, deine Beschwerden so lange ernst zu nehmen, wie sie vorhanden sind. Das bedeutet: Lass dich von Ärzten oder Therapeutinnen untersuchen, wenn die Beschwerden nach spätestens drei Zyklen nicht besser werden. Hinter Menstruationsschmerzen können sich nämlich auch anatomische Gründe verbergen, wie zum Beispiel die Endometriose – ein

Krankheitsbild, bei dem sich Gebärmutterschleimhaut außerhalb der Gebärmutter aufbaut und starke Schmerzen verursachen kann. Die Dunkelziffer von Endometriose ist nach wie vor sehr hoch, und es dauert bis zur Diagnose im Schnitt acht bis zehn Jahre. In meinem Fall kam heraus, dass eine OP-Narbe von einer Eierstock-OP, die ich mit dreizehn Jahren vornehmen lassen musste, zu Verwachsungen an der Gebärmutter geführt hat, weshalb ich oft starke Schmerzen hatte. Du siehst also: Schmerzen sollten immer ernst genommen und nicht pauschalisiert werden.

WICHTIGES TRAININGSWISSEN

Dos

- mehr Regeneration
- Körpersignale beachten
- ausreichend Schlaf
- Ruhetage an Schmerztagen oder bei Energiedefizit integrieren
- Umfang gering halten
- intensive Einheiten nur integrieren, wenn Energie vorhanden
- ca. 10 Prozent HIIT-Training (Hochintensives Intervalltraining)

Don'ts

- trotz Schmerzen umfangreich und intensiv laufen
- koordinativ anspruchsvolle Übungen

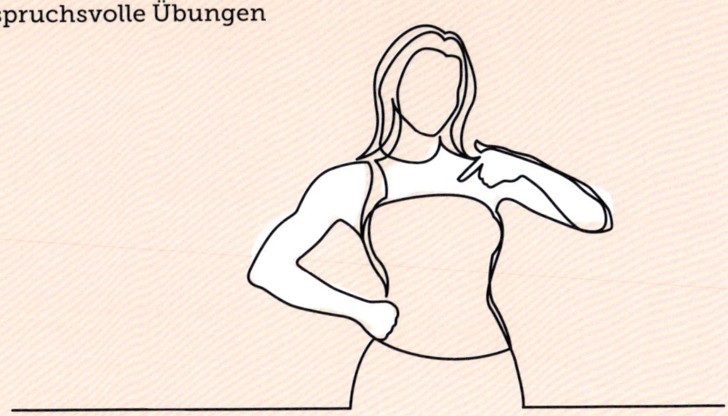

DEIN TRAININGSPLAN FÜR DIE MENSTRUATIONSPHASE

Plan / Wochentag	XS	S	M	L
Montag	Ruhetag	Ruhetag	Ruhetag	Ruhetag
Dienstag	40 Minuten Spaziergang	45 Minuten Spaziergang oder 25 Minuten langsamer Lauf	40 Minuten langsamer Lauf	50 Minuten langsamer Lauf
Mittwoch	Ruhetag	Krafttraining	Krafttraining	Krafttraining
Donnerstag	Krafttraining	Ruhetag	30 Minuten lockerer Lauf mit 5 Steigerungen	45 Minuten lockerer Lauf mit 6 Steigerungen
Freitag	Ruhetag oder 30 Minuten Yoga	20 Minuten lockerer Lauf	Krafttraining	Ruhetag oder 30 Minuten Yoga
Samstag	Lauf-Geh-Intervalle, 3-mal (3 Minuten laufen, 2 Minuten gehen)	Ruhetag oder Yoga	Ruhetag	Krafttraining
Sonntag	Ruhetag	Krafttraining	Kurze Intervalle 12 Minuten einlaufen 8 × 200 Meter zügig bis schnell mit 90 Sekunden Pause 12 Minuten auslaufen	Kurze Intervalle 12 Minuten einlaufen, 10 × 200 Meter zügig bis schnell mit 90 Sekunden Pause 12 Minuten auslaufen

Training in der Follikelphase/Eisprungphase

Diese Phase ist deine Powerphase! Hier steigern wir den Umfang und erhalten die Intensität deines Trainings. Ich fasse Follikelphase und Eisprungphase bewusst zusammen, da eine Teilung praktisch nicht wirklich umsetzbar ist. Wie du gelernt hast, kannst du den Eisprung erst im Nachhinein eindeutig bestimmen, was in der Praxis dazu führen würde, den Zeitpunkt des Eisprungs erraten zu müssen.

Achtung

Manche Frauen nehmen um den Eisprung herum Leistungseinbußen wahr. Ergänze dann unbedingt Regenerationstage.

WICHTIGES TRAININGSWISSEN

Dos

- HIIT (Hochintensives Intervalltraining) bis auf 20 Prozent erhöhen
- Umfang leicht erhöhen (ca. 10 Prozent)
- Geschwindigkeitsbereiche an Energielevel anpassen

Don'ts

- Nicht nachdenken, sondern machen.
  In dieser Phase hast du Power, nutze sie!

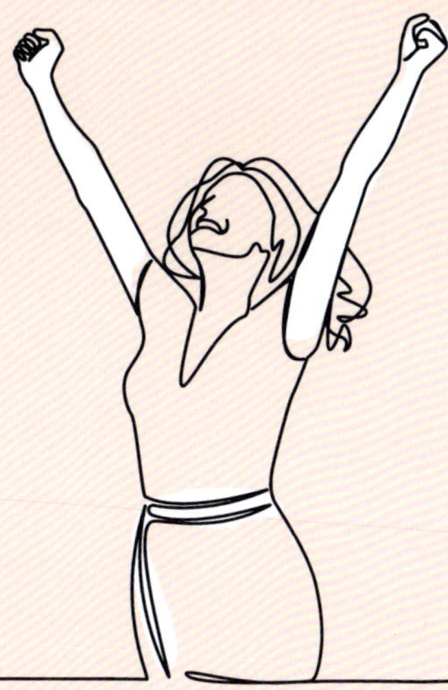

DEIN TRAININGSPLAN FÜR DIE FOLLIKELPHASE

Plan / Wochentag	XS	S	M	L
Montag	Ruhetag	Ruhetag	45 Minuten langsamer Lauf (evtl. mit 4 Steigerungen)	50 Minuten langsamer Lauf (evtl. mit 4 Steigerungen)
Dienstag	Krafttraining	Krafttraining	Ruhetag	Krafttraining
Mittwoch	30 Minuten Spaziergang oder Yoga	30 Minuten gesteigerter Lauf	Krafttraining	Kurze Intervalle 12 Minuten einlaufen 10 × 1 Minute zügig mit 2 Minuten Pause 12 Minuten auslaufen
Donnerstag	Ruhetag	Ruhetag oder 30 Minuten Yoga	Kurze Intervalle 12 Minuten einlaufen 10 × 1 Minute zügig mit 2 Minuten Pause 12 Minuten auslaufen	Ruhetag
Freitag	Krafttraining	Krafttraining	Ruhetag	40 Minuten lockerer Lauf plus Krafttraining
Samstag	Lauf-Geh-Intervalle 4-mal (5 Minuten laufen, 2 Minuten gehen)	30 Minuten Spaziergang	45 Minuten gesteigerter Dauerlauf plus Krafttraining	30 Minuten langsamer Lauf oder Spaziergang
Sonntag	Ruhetag	40 Minuten langsamer Lauf mit 6 Steigerungen	100 Minuten langsamer Lauf	120 Minuten langsamer Lauf

Exkurs

Wie trainiere ich mit PMS?

Nach dem Eisprung kann PMS auftreten. Wenn du an PMS leidest, dann ermutige ich dich, es nicht als Nachteil zu sehen, sondern deine PMS-Symptome als Wegweiser in deinem Training anzuerkennen. **Wenn du zyklusbasiert trainierst, dann sollten PMS-Symptome reduziert werden.** Behalte aber unbedingt im Hinterkopf, dass du deinen Körper mit dem Training möglicherweise überforderst, falls die PMS-Symptome wieder auftreten oder sich verschlimmern.

Hier ein paar Tipps bei PMS:

- Steigere deine Kalorienzufuhr in der Lutealphase um ca. 200 kcal (möglichst proteinreich).
- Trinke ausreichend Wasser.
- Achte auf deine Schlafhygiene (lang genug, kein oder wenig Blaulicht vorm Einschlafen).
- Versorge dich sofort nach dem Training mit ausreichend Nährstoffen.
- Trainiere niemals nüchtern.
- Trainiere in den vorgegebenen Trainingsbereichen und nicht darüber hinaus.
- Kein Kaffee auf nüchternen Magen, Koffeinkonsum eher reduzieren.

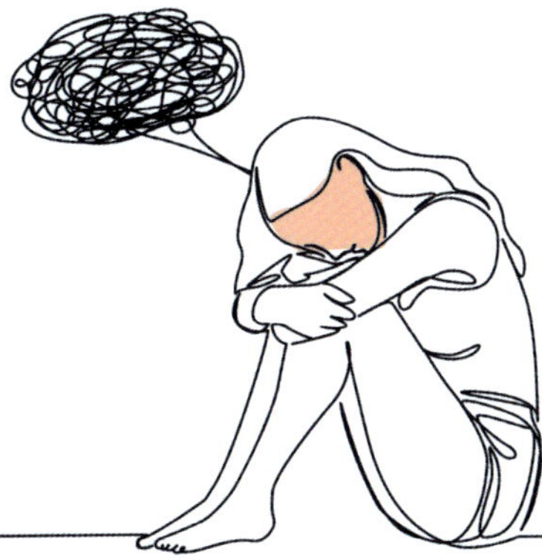

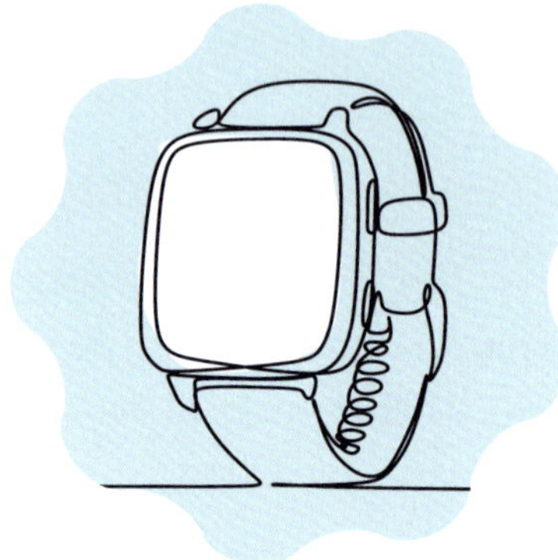

Training in der mittleren Lutealphase

Diese Phase eignet sich perfekt, um den Umfang zu steigern, aber die Intensität zu verringern. Die Ausdauerleistung in der Lutealphase ist erhöht, doch intensives Training kann sich anstrengend anfühlen. Deswegen empfehle ich dir, besonders in dieser Phase den Blick auf die Uhr zu vermeiden. Generell lassen sich viele Läuferinnen von ihren Smart- oder Fitnesswatches viel zu sehr stressen. Eine Laufuhr sollte Trainingseinheiten dokumentieren und dir dabei helfen, dein Training auszuwerten. Da die gefühlte Leistungsfähigkeit in der Lutealphase aber etwas eingeschränkt sein kann, halte ich es für sinnvoller, die Einheiten nach Gefühl zu absolvieren und in Kauf zu nehmen, dass die Läufe möglicherweise etwas langsamer als gewohnt sind.

WICHTIGES TRAININGSWISSEN

Dos

- HIIT (Hochintensives Intervalltraining) auf max. 10–15 Prozent verringern
- Umfang weiter erhöhen (ca. 10 Prozent)
- direkt nach dem Training einen Snack essen
- Kalorien-/Proteinzufuhr generell erhöhen (ca. 200 kcal/Tag)

Don'ts

- zu viele HIIT-Einheiten
- vermehrter Koffeinkonsum

DEIN TRAININGSPLAN FÜR DIE MITTLERE LUTEALPHASE

Plan / Wochentag	XS	S	M	L
Montag	Ruhetag	Ruhetag	Ruhetag	30 Minuten lockerer Lauf
Dienstag	20 Minuten bewusst langsamer Lauf	30 Minuten Fahrtspiel	Tempolauf: 12 Minuten einlaufen 30 Minuten zügig 12 Minuten auslaufen	Ruhetag
Mittwoch	Ruhetag	Krafttraining	Krafttraining	Tempolauf: 12 Minuten einlaufen 30 Minuten zügig 12 Minuten auslaufen
Donnerstag	Krafttraining	Ruhetag	40 Minuten lockerer Lauf	Krafttraining
Freitag	Ruhetag	40 Minuten langsamer Lauf	Ruhetag	50 Minuten langsamer Lauf
Samstag	Lauf-Geh-Intervalle 2-mal (8 Minuten laufen, 3 Minuten gehen)	Krafttraining	Krafttraining	Krafttraining
Sonntag	Ruhetag		110 Minuten langsamer Lauf	130 Minuten langsamer Lauf, die letzten 20 Minuten gesteigert

Training in der späten Lutealphase

Zeit für Regeneration. Die letzten Tage deines Zyklus und die ersten Tage deiner Periode bilden die Regenerationswoche. Kurz vorher kann der Umfang noch einmal etwas erhöht werden, wenn keine PMS-Symptomatik vorliegt. Im Laufe der Woche verringern wir den Umfang und die Intensität, um deinem Körper Zeit zu geben, die Trainingsreize gut umzusetzen, und läuten die Regenerationswoche ein. Das Progesteron hat regenerative Fähigkeiten, die dir helfen, hier wirklich zur Ruhe zu kommen.

WICHTIGES TRAININGSWISSEN

Dos

- HIIT (Hochintensives Intervalltraining) auf 5 Prozent verringern
- Umfang weiter erhöhen (ca. 10 Prozent)
- Körpersignale wahrnehmen und entsprechend mehr Ruhephasen einbauen, wenn nötig
- direkt nach dem Training einen Snack essen
- Kalorien-/Proteinzufuhr generell erhöhen (ca. 200 kcal/Tag)

Don'ts

- Umfang weiter erhöhen, wenn PMS-Beschwerden auftreten
- in diesem Fall Umfang verringern
- zu viele HIIT-Einheiten (Hochintensives Intervalltraining)
- vermehrter Koffeinkonsum

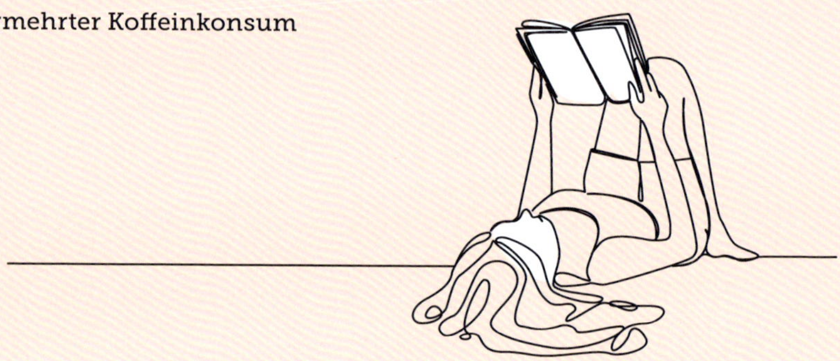

DEIN TRAININGSPLAN FÜR DIE SPÄTE LUTEALPHASE

Plan / Wochentag	XS	S	M	L
Montag	Ruhetag	Ruhetag	Krafttraining	40 Minuten langsamer Lauf
Dienstag	Krafttraining	Krafttraining	60 Minuten Fahrtspiel	Krafttraining
Mittwoch	25 Minuten langsam laufen	30 Minuten lockerer Lauf	50 Minuten lockerer Lauf	70 Minuten Fahrtspiel
Donnerstag	Krafttraining	Krafttraining	Krafttraining	45 Minuten lockerer Lauf plus Krafttraining
Freitag	Ruhetag	Ruhetag	Ruhetag	Ruhetag
Samstag	30 Minuten Spaziergang	20 Minuten langsamer Lauf oder Spaziergang	30 Minuten langsamer Lauf	30 Minuten langsamer Lauf
Sonntag	Ruhetag	Ruhetag	Ruhetag oder 30 Minuten Spaziergang oder Yoga	Ruhetag oder 30 Minuten Spaziergang oder Yoga

Übertragbarkeit auf andere Sportarten

Nicht jede Frau muss laufen. Du kannst dieses Konzept auf deine Lieblingssportart übertragen. Die Trainingspläne geben dir ein Gerüst, um zu verstehen, wie ein sinnvolles Training für dich umsetzbar ist; es ist aber genauso gut für jede andere Sportart anwendbar. Wenn du zum Beispiel im Yoga zu Hause bist, ergibt es Sinn, in der Phase bis zum Eisprung an anstrengenden Asanas zu arbeiten und nach dem Eisprung mehr Yin-Yoga zu praktizieren. Vielleicht bist du aber auch Boulderin oder Kletterin und möchtest von nun an deine herausfordernden Routen eher vor und bis zum Eisprung klettern und in der Lutealphase die Ausdauerfähigkeit dazu nutzen, um deine Kraftausdauer an einfacheren Boulderstrecken zu stärken.

Ein spannender Fakt für alle Frauen im Mannschaftssport und Freundinnen von Sportarten, die hochkoordinativ und körperlich anspruchsvoll sind: **Es gibt mittlerweile mehrere Studien, die den Menstruationszyklus mit der Verletzungsanfälligkeit in Verbindung bringen.**[8] Hier sehen wir erneut, wie sehr wir mehr Wissenschaft benötigen, denn bis vor nicht allzu langer Zeit ging man davon aus, die Verletzungsanfälligkeit sei während der Eisprungphase am höchsten. Allerdings gibt es immer mehr Studien, die zeigen konnten, dass sich Frauen am ehesten in der Lutealphase verletzen. Der Grund hierfür ist einleuchtend: Der hohe Progesteronspiegel sorgt für katabole (abbauende) Prozesse und birgt ein geringfügig höheres Risiko für Infektionen und Entzündungen. Außerdem wird die Koordinationsfähigkeit leicht eingeschränkt, was dazu führen kann, dass sich Frauen bei gewohnten Bewegungsabläufen verletzen können (z. B. Umknicken). Es bietet sich also an, in der Lutealphase etwas mehr auf sich achtzugeben.

Exkurs

Was tun, wenn die Periode ausbleibt?

Wenn deine Periodenblutung ausbleibt, solltest du das unbedingt in deinem Training berücksichtigen. Dein Körper ist mittlerweile im Überlebensmodus und sieht keinen Sinn in der Reproduktion. Das ist ein deutliches Warnzeichen, dass dein Verhältnis zwischen Ernährung, Regeneration und Training aus der Balance geraten ist.

Zunächst solltest du fachlich abklären lassen, was genau der Grund für die ausbleibende Periode ist. Bei sportlichen Frauen ist es in den meisten Fällen eine hypothalamische Amenorrhoe. Sie ist gekennzeichnet durch das Ausbleiben der Periode über mehr als drei Zyklen und den Mangel an Sexualhormonen. Hier besteht dringender Handlungsbedarf! Nicht immer ist es bei einer Amenorrhoe notwendig, eine strikte Sportpause einzulegen. Ich habe sowohl Athletinnen betreut, die ihr Training auf ein Minimum herunterfahren mussten, als auch solche, die ganz normal weitertrainiert und Ernährung und Regeneration in den Vordergrund gestellt haben. Die Periode haben am Ende alle wiederbekommen – auch ohne Antibabypille. Wichtig ist, dass du ehrlich zu dir selbst bleibst: Nehmen wir an, du hast Ernährung und Regeneration angepasst, aber deine Periode kehrt nach drei Monaten noch nicht wieder zurück. Dann ist es notwendig, im nächsten Schritt das Training deutlich zu reduzieren oder erneut zu schauen, ob du wirklich ausreichend regenerierst und isst. (Rechne vielleicht noch mal deinen Kalorienbedarf aus, wie es auf Seite 56f. erklärt wird!)

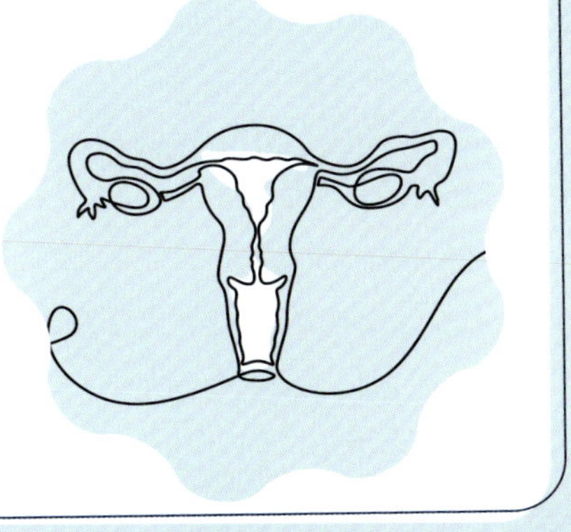

SO GELINGT DIE RECOVERY!

Ich habe dir hier eine Checkliste zusammengestellt, die dir in deiner Erholungsphase helfen wird. Jeder Punkt auf der Checkliste ist wichtig, allerdings habe ich die Reihenfolge so gewählt, dass sie von 1 (unabdinglich) bis 10 (wenn die Periode nach mehreren Monaten immer noch nicht zurück ist) reicht.

1. Integriere mindestens zwei Ruhetage pro Woche und verzichte hier auch auf leichte Belastung.
2. Erhöhe deine Gesamtkalorienzufuhr auf mindestens 2600 kcal (ja, auch wenn du nur 1,58 Meter groß bist und nicht viel wiegst). Wenn du unsicher bist, gehe zurück auf Seite 56 und berechne deinen realistischen Energiebedarf.
3. Iss ausreichend Kohlenhydrate.
4. Schlafe mindestens 7–8 Stunden, besser sind 9!
5. Frühstücke spätestens 30 Minuten nach dem Aufstehen.
6. Verringere die Trainingsintensität, und trainiere etwas lockerer.
7. Keine HIIT-Trainings (Hochintensives Intervalltraining).
8. Integriere mindestens einen Snack am Nachmittag.
9. Reduziere dein Lauftraining und wähle andere Sportarten.
10. Verzichte auf deinen Kaffee auf nüchternen Magen und genieße ihn lieber nach dem Frühstück.

Da dieses Buch einen Einblick in alle Lebensbereiche und -phasen einer Frau geben soll, kann ich dem Thema der ausbleibenden Periode nur schwer in Gänze gerecht werden. Daher möchte ich dir an dieser Stelle ein sehr empfehlenswertes Buch einer geschätzten Kollegin ans Herz legen. Julia Schultz widmet sich in ihrem Buch »Wenn die Periode trotz gesundem Lebensstil ausbleibt« dem Thema ausführlich und vermittelt die Inhalte mit viel Herz.

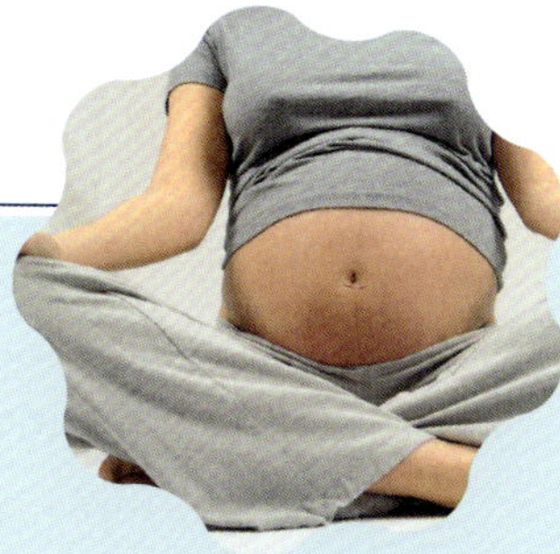

Training rund um die Schwangerschaft

Frauen in den fruchtbaren Jahren sehen sich irgendwann mit der Frage konfrontiert: Möchte ich ein Kind? Wie kann ich dann mein Training anpassen, damit ich zum Wohle von mir und meinem Baby handle? Gibt es eine Möglichkeit, dass ich schneller schwanger werde? Das Thema Sport und Schwangerschaft wird leider immer noch recht stiefmütterlich behandelt. Viele Empfehlungen sind veraltet.

Als eine Kundin zu mir kam und meinte: »Ich kann noch nicht wieder anfangen zu laufen, mir wurde empfohlen, erst zwölf Monate nach der Entbindung zu starten«, war ich verwundert. Ich fragte dann andere Mütter und recherchierte. Scheinbar ist diese Empfehlung recht gängig, allerdings kommt sie aus den Siebzigerjahren – basierend auf allgemeinen Erfahrungen und weniger auf fundierten Studien. Seitdem hat sich viel geändert. Die Zeit, in der diese Empfehlungen gängig waren, war eine Zeit, in der sich Frauensport weitestgehend auf Gymnastik und Tanzen beschränkte. Erst ein paar Jahre zuvor war die Läuferin Kathrine Switzer als erste Frau offiziell bei einem Marathon gestartet. Als die Veranstalter erkannten, dass eine Frau unter den Startern war, versuchte man, sie von der Strecke zu entfernen. Wahrscheinlich nicht aus Missgunst, sondern aus der festen Überzeugung, dass Frauen zu solchen Höchstleistungen nicht imstande waren. Es kursierte zum Beispiel die Mär, Frauen würde der Uterus herausfallen, wenn sie zu viel und zu lange liefen.

Um das in den Kontext zu bringen: Ich halte es nicht für zielführend, Empfehlungen für Schwangere und junge Mütter aus dieser Zeit zu reproduzieren. **Wir wissen mittlerweile, dass der richtige Sport dem ungeborenen Kind nicht schadet, sondern der Mutter und dem Kind die Geburt erleichtern kann.** Außerdem dürfen trainierte Läuferinnen schon deutlich früher wieder mit dem Laufen einsteigen, ohne Sorge zu haben. Natürlich gibt es in dieser Zeit einige Dinge zu beachten, allerdings ist das keine Raketenwissenschaft. Starten wir also in das Leben als (werdende) Mama.

Die Kinderwunschzeit

Die Zeit vor der Schwangerschaft kann für einige sportliche Frauen mitunter spannend und herausfordernd sein, vor allem, wenn es nicht auf Anhieb klappen will. Das erfahren vor allem sportliche Frauen, denn es ist für eine gesunde Schwangerschaft ein Eisprung nötig und eine ausreichend lange Lutealphase, die die Schwangerschaft erhält. Intensives Ausdauertraining kann ein Faktor sein, dass es bis zur Schwangerschaft länger dauert. In der Kinderwunschzeit solltest du deswegen das zyklusbasierte Training insofern anpassen, als dass du dir nach dem Eisprung besonders viel Ruhe und Regeneration gönnst und auf intensive Ausdauereinheiten verzichtest. Lockere Einheiten sind dabei meistens kein Problem. Studien zeigen, dass es bei Frauen, die einer hohen sportlichen Belastung ausgesetzt sind, deutlich länger dauert, bis sich eine Eizelle einnistet. Ab einer Kinderwunsch-Dauer von mehr als sechs Monaten sollten das Training zusätzlich angepasst und hochintensive Einheiten auch in der Follikelphase nach Möglichkeit reduziert werden.

Für alle Frauen, die ihren Sport – verständlicherweise – nicht sofort einstellen wollen, habe ich einen Drei-Schritte-Plan entwickelt, der dabei unterstützt, schneller schwanger zu werden.

Exkurs

Training in der Kinderwunschzeit

Level 1 Lies das Kapitel zum zyklusbasierten Training noch mal ganz genau, und beginne spätestens jetzt damit, deinen Zyklus zu tracken (siehe Seite 106). Zu wissen, wann dein Eisprung ungefähr ist, wird deine Chance, schwanger zu werden, massiv erhöhen. Passe dann dein Training wie beschrieben an deinen Zyklus an. Lies dir das Kapitel »Regeneration und Stressmanagement« (ab Seite 162) aufmerksam durch und befolge die fünf Schritte für ein hormongesundes Leben. Versichere dich, dass dein Körper ausreichend Energie für alle lebensnotwendigen und körperlich aktiven Prozesse zur Verfügung hat, und versorge ihn entsprechend (wie du das ausrechnest, findest du auf Seite 56f.). Solltest du in den nächsten zwei bis drei Monaten nicht schwanger werden, wechsle auf Level 2.

Level 2 Nach deinem Eisprung reduzieren wir die hochintensiven Intervalle auf null. Das heißt, alle Tempoläufe, Intervalle und HIIT-Sessions werden vom Plan gestrichen und durch ausdauernde, niedrigintensive Einheiten ersetzt. Du kannst in dieser Phase mehr spazieren gehen oder im niedrigintensiven Bereich trainieren. Es kann hilfreich sein, ein Blutbild anfertigen zu lassen, um zusätzlich zu deinen Makronährstoffen auch auf deine Mikronährstoffe zu achten. Wenn nach weiteren zwei bis drei Monaten keine Einnistung stattgefunden hat, gehe weiter zu Level drei.

Level 3 Die Schwangerschaft lässt jetzt schon länger auf sich warten. Das kann durchaus frustrierend und beängstigend sein. Diese Gefühle können den Körper ebenfalls in einen Zustand von Stress versetzen. Daher möchte ich dir an dieser Stelle noch mal das Kapitel »Regeneration und Stressmanagement« ans Herz legen und dir sagen, dass du mit deinen Gefühlen nicht allein bist. Du kannst nun auch während der Follikelphase keine oder nur noch sehr wenig hochintensive Einheiten planen, um dein Stresslevel möglichst niedrig zu halten. Achte darauf, dass du ausreichend Ruhetage und Regenerationswochen einbaust und deinen Körper in der Lutealphase nicht überforderst. Sollte es nun immer noch nicht zu einer Schwangerschaft gekommen sein, ist es ratsam, medizinisches Fachpersonal hinzuziehen.

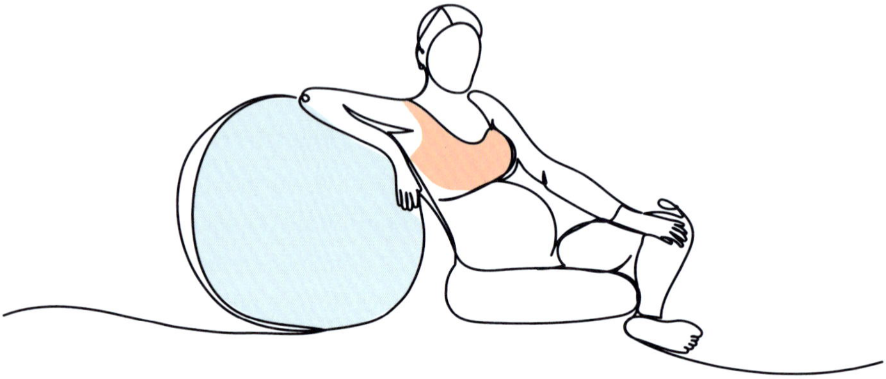

Während der Schwangerschaft

Mit der Schwangerschaft beginnt eine neue und ungewohnte Zeit für Frauen. **Diese Lebensphase kann vor allem sportlich gesehen eine echte Herausforderung werden, denn auf einmal ist frau nicht nur für sich, sondern für ein zweites Leben verantwortlich.** Das kann vor allem im Sport zu Verunsicherungen führen, denn die Sportempfehlungen sind rar gesät. Am Ende will eben niemand schuld sein, wenn irgendetwas schiefgeht. Ich finde es schade, dass es mit Beginn der Schwangerschaft in den Untersuchungen, Ernährungs- und Sportempfehlungen fast ausschließlich um das Wohlergehen des Ungeborenen geht und der Fokus nur selten auf der Mutter liegt. Ich kann deshalb verstehen, dass ambitionierte Sportlerinnen erst eimal ihre großen sportlichen Ziele abarbeiten, bevor sie sich für ein Kind entscheiden, denn die Vorstellung, für eine Schwangerschaft keinen, wenig oder anderen Sport zu treiben, ist für manche Frauen kaum vorstellbar. Dass der Sport zum Wohlergehen der Mutter beiträgt, rückt mit Eintritt der Schwangerschaft eher in den Hintergrund. Wir setzen deswegen genau da an und schauen, was für Kind *und* Mutter sinnvoll ist.

Während der Schwangerschaft ist die anaerobe Kapazität eingeschränkt, das heißt, die Fähigkeit, wirklich intensiv zu trainieren, geht bis zu einem gewissen Grad verloren. Außerdem ist der Herzschlag von Schwangeren sowohl in der Ruhe als auch beim Training erhöht. Konkret bedeutet das, dass sich dein Körper auf dein Kind einstellt und du es selbst bei Anstrengung wahrscheinlich nicht schädigst. Ich möchte deshalb alle Schwangeren darin bestärken, ihrem Körper vertrauen zu lernen, denn er wird nur das tun, was deinem Kind nicht schadet. Das Wichtigste in der Schwangerschaft ist also, das eigene Körpergefühl zu schulen und nicht aus falschem Ehrgeiz über die eigenen Grenzen zu gehen.

Moderne Empfehlungen für Sport während der Schwangerschaft haben in unserer modernen Welt noch nicht wirklich ihren Platz gefunden, so scheint es. **Weiterhin Sport zu treiben hat nicht nur positiven Einfluss auf die (mentale) Gesundheit der Mutter, sondern auch eine positive Wirkung auf dein Kind. Kreislauf, Stoffwechsel und Verdauung werden positiv beeinflusst.** Sportliche Frauen haben generell ein geringeres Risiko für Frühgeburten, und der Geburtsvorgang ist meist erleichtert.

Aufgrund der veränderten körperlichen Verfassung und zum Schutz des Kindes wird der Fokus in der Schwangerschaft auf den Erhalt der Fitness und der Muskulatur gelegt. Es gibt im Training keine klassischen Aufbauphasen mehr, sondern das Training wird so angepasst, dass es für die Schwangere gut zu bewältigen ist. Das bedeutet auch, dass der Trainingsumfang eher rückläufig und vor allem in den letzten Schwangerschaftswochen so weit reduziert wird, dass das Wochenbett vorbereitet werden kann. Gerade für sehr sportliche Frauen ist das ratsam, da eine Umstellung von moderatem Sportumfang auf das Wochenbett mitunter sehr belastend für Körper und Geist sein kann.

Es gibt in der Schwangerschaft keine Sportarten, die du wegen deiner körperlichen Verfassung nicht machen kannst. Wie gesagt: Dein Körper wird dich vor zu großer Belastung schützen. Allerdings ist Vorsicht vor Stürzen und Traumata geboten: Wegen der erhöhten Sturzgefahr rate ich vom Rennradfahren ab, da auch der Gleichgewichtssinn während der Schwangerschaft teilweise gemindert ist. Andere Sportarten, die unfallanfällig sind, sollten ebenfalls gemieden werden, und das Ausprobieren neuer Sportarten darfst du gern auf den Zeitraum nach deiner Schwangerschaft legen.

EMPFEHLUNG FÜR SPORT IN DER SCHWANGERSCHAFT

Eine kleine Richtlinie möchte ich dir hier trotzdem geben:

- Das Trainingsvolumen kann aufrechterhalten werden, wobei intensive Einheiten reduziert werden sollten.
- Wenn du keinen Sport treibst, solltest du mit leichter Aktivität starten (XS-Plan), um deine Schwangerschaft zu sichern und die Geburt zu erleichtern.
- Achte auf Körpersignale wie Schwindel, Blutungen und Schmerzen. Das Training sollte dann sofort beendet werden.
- Trainiere nicht nüchtern!
- Solltest du Herz- oder Lungenprobleme, eine Mehrlingsschwangerschaft oder schwere Anämie (Blutarmut) haben, sollte das Sportpensum mit medizinischem Fachpersonal abgestimmt werden.

Generelle Empfehlungen für Schwangere auszusprechen, ist auch deshalb so schwierig, weil alle Frauen unterschiedliche Voraussetzungen und Trainingszustände mitbringen. In den Medien werden immer wieder Leistungssportlerinnen gezeigt, die in den ersten Monaten wie gewohnt weitertrainieren und trotzdem gesunde Kinder auf die Welt bringen. Auch hier müssen wir annehmen, dass die aktuelle Forschung eventuell noch nicht so weit ist, wie es wünschenswert wäre. Wir meinen zum Beispiel zu wissen, dass eine zu hohe Laktatproduktion (Laktat entsteht während intensiverer Einheiten) schädlich für das Ungeborene sein kann. Wissenschaftlich lässt sich das jedoch nicht belegen. Erstaunlich ist deshalb, dass Schwangeren genau aus diesem vermeintlichen Grund regelmäßig von zu intensiver Belastung abgeraten wird. Meiner Meinung nach übersehen wir hier einmal mehr die Genialität des weiblichen Körpers: Das Kind wird auf mehreren Wegen geschützt: Die Plazentaschranke filtert Nährstoffe und Abfallprodukte, und die Mutter wird rein körperlich nur das machen *können,* was Mutter und Kind nicht schadet.

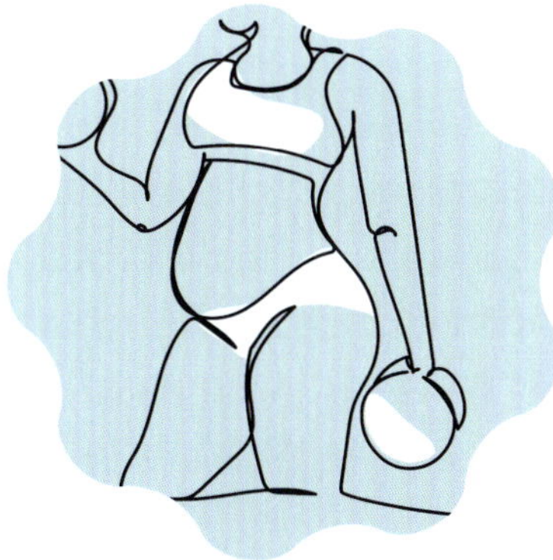

Beispieltrainingspläne in der Schwangerschaft

Damit du gut durch deine Schwangerschaft kommst, habe ich auch hier Beispieltrainingspläne entwickelt, an denen du ich orientieren kannst. Du siehst hier eine beispielhafte Woche für jedes Trimester, da keine Umfangssteigerung mehr passiert. Du kannst die Woche für dich als Orientierung nutzen und gleichzeitig auch mal Einheiten tauschen.

MYTHOS: SCHWANGERE DÜRFEN NICHT SCHWER HEBEN

Generell gilt: Während der Schwangerschaft steht dein Wohlbefinden noch mehr im Vordergrund als zuvor. Du wirst die körpereigenen Grenzen erkennen, wenn sie sich aufzeigen. Es ist sinnvoll, in dieser Zeit immer wieder mit z. B. Fitnesstrainern und -trainerinnen im Studio einzuchecken, um dir Rat zu holen. Bedeutet das, dass du auf dein Krafttraining verzichten musst, wenn du schwanger bist?

Wenn du dich körperlich unwohl fühlst oder Schmerzen hast, dann ja.

Handelt es sich um eine unkomplizierte Schwangerschaft, darfst du dein Krafttraining trotzdem fortführen und tust deinem Körper gleichzeitig etwas Gutes, da dieser den Babybauch ja auch gut halten soll. Es ist allerdings zu empfehlen, das Trainingsgewicht zu verringern und eher mit mehr Wiederholungen (12–15) zu arbeiten. So erhältst du deine Muskulatur, ohne dich zu überfordern.

Training im ersten Trimester

Bis Woche zwölf deiner Schwangerschaft gilt es, ein besonderes Augenmerk auf das eigene Wohlbefinden zu legen und nur dann zu trainieren, wenn du dich körperlich auch in der Lage dazu fühlst. Im ersten Trimester ist die Schwangerschaft am sensibelsten und kann am ehesten abbrechen. Deswegen empfehle ich, in dieser Phase eher auf intensive Einheiten zu verzichten. Um eine Schwangerschaft zu bewahren, solltest du keinen oder wenig Stress erleben, damit das Progesteron die Einnistung länger als sechzehn Tage aufrechterhalten kann. Dein Motto für die ersten zwölf Wochen ist: Weniger ist mehr!

Plan / Wochentag	XS	S	M	L
Montag	Spaziergang	20 Minuten locker laufen	40 Minuten leicht gesteigerter Lauf	45 Minuten Fahrtspiel
Dienstag	Ruhetag	Ruhetag	Krafttraining	Krafttraining
Mittwoch	Krafttraining	Krafttraining	Ruhetag	Ruhetag
Donnerstag	Ruhetag	Ruhetag	50 Minuten langsamer Lauf	60 Minuten langsamer Lauf
Freitag	Spaziergang oder Lauf-Geh-Intervalle 3-mal (4 Minuten laufen, 2 Minuten gehen)	30 Minuten langsam laufen	Krafttraining	Krafttraining
Samstag	Ruhetag	Yoga oder Spaziergang	Ruhetag	Ruhetag
Sonntag	Krafttraining	Ruhetag	Spaziergang oder lockerer Lauf	Krafttraining oder lockerer Lauf

Training im zweiten Trimester

Möglicherweise musstest du dein Training im ersten Trimester etwas zurückstecken. Im zweiten Trimester gilt die Schwangerschaft als gefestigt, und es kann fast auf dem Niveau wie vor der Schwangerschaft trainiert werden. Hochintensive Intervalle sollten trotzdem weiterhin eher vermieden werden und können durch Tempoläufe oder Fahrtspiele ersetzt werden. Außerdem solltest du deine geraden Bauchmuskeln nicht mehr trainieren, wenn dir das Schmerzen bereitet.

Plan / Wochentag	XS	S	M	L
Montag	Spaziergang	25 Minuten locker laufen	40 Minuten locker laufen	40 Minuten locker laufen
Dienstag	Krafttraining	Krafttraining	Krafttraining	Krafttraining
Mittwoch	Ruhetag	Ruhetag	Ruhetag	Ruhetag
Donnerstag	20 Minuten langsamer Lauf oder Fahrtspiel	40 Minuten langsam laufen	Tempolauf 12 Minuten einlaufen 20 Minuten zügig 12 Minuten auslaufen	Tempolauf 12 Minuten einlaufen 30 Minuten zügig 12 Minuten auslaufen
Freitag	Ruhetag	Ruhetag	Krafttraining	Krafttraining
Samstag	Krafttraining	Yoga oder Spaziergang	Ruhetag	45 Minuten langsamer Lauf
Sonntag	Ruhetag	30 Minuten Fahrtspiel oder Krafttraining	45 Minuten langsamer Lauf	Ruhetag oder Krafttraining

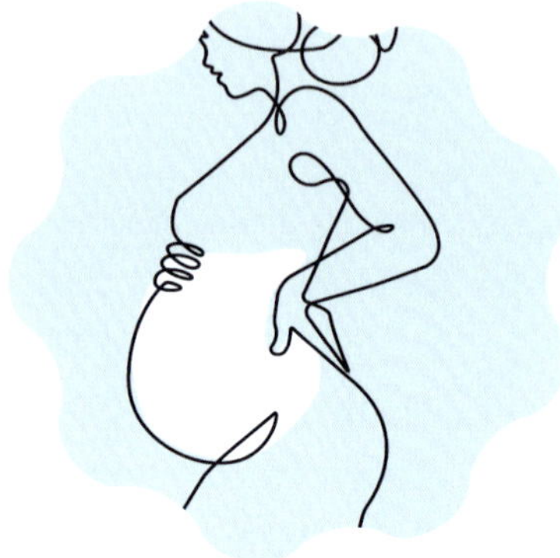

Training im dritten Trimester

Im letzten Drittel stehen deine Gesundheit und eine entspannte Geburt im Vordergrund. Spätestens jetzt wird dein Bauch immer mehr Raum einnehmen, wodurch einzelne Sportarten möglicherweise erschwert werden. Das eigene Empfinden kann hier von Frau zu Frau stark variieren. Während manche zum Beispiel noch bis wenige Wochen vor der Entbindung laufen können, bemerken andere, dass sie am Laufen mit Bauch keinen Spaß mehr haben. Hier kann der Wechsel auf Aquajogging ein echter Geheimtipp sein. **Aquajogging ist eine großartige und schonende Methode, die Ausdauer aufrechtzuerhalten, und die Bewegung im Wasser kann das Lymphsystem anregen und Wassereinlagerungen positiv entgegenwirken.** Denk daran: Jetzt bist du auf dem Endspurt deiner Schwangerschaft und solltest, sofern du mit dem M- oder L-Plan trainierst, abtrainieren. Das bedeutet, dass du deinen Körper langsam aber sicher daran gewöhnst, dass er bald für eine gewisse Zeit keinen Sport mehr treiben wird. Hierfür gehst du am besten circa vier Wochen vor Geburtstermin auf den nächstkleineren Plan, bis du bei XS gelandet bist. Die Frauen im S-Plan gehen bitte spätestens zwei Wochen vor Geburtstermin auf den XS-Plan über.

Bitte habe keine Sorge vor deiner bevorstehenden trainingsfreien Zeit: Ich habe schon so viele Mütter gesehen, die nach ihrer Schwangerschaft zu neuen Höchstleistungen gelaufen sind. So durfte ich meine beste Freundin auf ihrem ersten Marathon begleiten, als ihr Kind noch keine zwei Jahre alt war.

Plan / Wochentag	XS	S	M	L
Montag	Spaziergang	15 Minuten locker laufen	30 Minuten Fahrtspiel	45 Minuten Fahrtspiel
Dienstag	Ruhetag	Ruhetag	Krafttraining	Krafttraining
Mittwoch	Krafttraining	Krafttraining	60 Minuten Aquajogging	60 Minuten Aquajogging
Donnerstag	Ruhetag	Ruhetag	Ruhetag	Ruhetag
Freitag	30 Minuten schwimmen oder Aquajogging	45 Minuten schwimmen oder Aquajogging	Krafttraining	Krafttraining
Samstag	Ruhetag	Yoga oder Spaziergang	45 Minuten Aquajogging	60 Minuten Aquajogging
Sonntag	Spaziergang	Ruhetag	Spaziergang oder Krafttraining	Krafttraining oder 40 Minuten langsamer Lauf

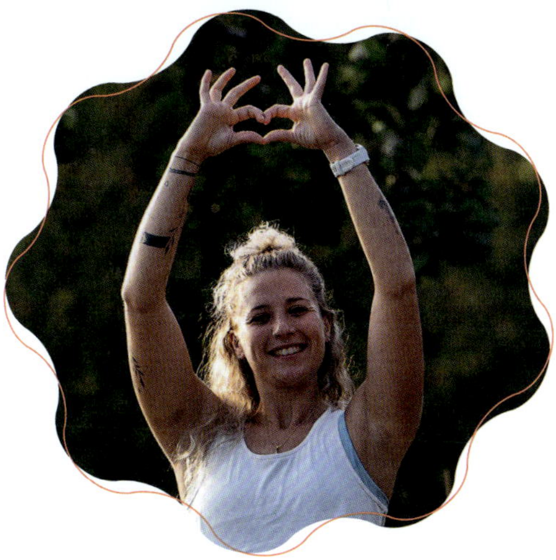

Wiedereinstieg nach der Schwangerschaft

Ähnlich wie mit dem Training während der Schwangerschaft verhält es sich auch mit dem Wiedereinstieg nach der Entbindung. Frauen erfahren hier sehr viel Verunsicherung.

Ich erinnere mich an mehr als eine Begegnung, in der mir eine junge Mutter sagte: »Ich bin ja vor der Schwangerschaft auch gern gelaufen, aber mir wurde empfohlen, erst zwölf Monate nach der Entbindung wieder einzusteigen.« Ich weiß noch, wie irritiert ich damals war, dass solche Empfehlungen überhaupt ausgesprochen werden. In meiner Sportbubble gab es viele Läuferinnen, die einige Wochen nach der Entbindung wieder mit dem Sport begonnen haben und innerhalb weniger Monate auch wieder die Laufschuhe schnürten.

Vor allem Frauen, die ein Kind zur Welt gebracht haben, haben stark mit Vorurteilen und (Eigen-)Erwartungen zu kämpfen. Allem voran der gesellschaftliche und eigene Anspruch an sich selbst, möglichst schnell wieder »zurück zur alten Form« zu kommen, die Schwangerschaftskilos zu verlieren und wieder einen flachen Bauch zu haben. Den eigenen Körper für eine gewisse Zeit des Lebens zu teilen bedeutet, dass er sich verändert. **Es ist gleichermaßen verständlich wie bedauerlich, dass Frauen so geprägt von der Beautyindustrie sind, dass frau in einen »Kampf« gegen die Kilos gerät, obwohl ihr Körper gerade erst Unwahrscheinliches geleistet hat.** Solange das Baby noch im Bauch ist, wird er bewundert und für schön empfunden; sobald das Kind auf der Welt ist, soll er aber bitte schnellstmöglich verschwinden.

Alle Organe benötigen Zeit, um wieder an ihre vorherige Position zu gelangen. Die Gebärmutter ist geweitet. Natürlich steht der Bauch auch Wochen nach der Entbindung noch hervor. Ich frage mich oft, warum man Frauen nicht ansehen darf, dass sie gerade neun Monate alles dafür gegeben haben, dass das Kind gesund auf die Welt kommen kann, und nun ihr Leben komplett danach ausrichten und den Sport eher zur Seite stellen.

Ich bin der Meinung, man darf Frauen durchaus ansehen, dass sie Mütter sind. Der Post-Partum-Belly darf und sollte normalisiert werden. Genauso darf eine junge Mutter den Wunsch haben, dort anzusetzen, wo sie vor der Schwangerschaft trainingsmäßig aufgehört hat, ohne dafür verurteilt zu werden.

TRAINING DER GERADEN BAUCHMUSKULATUR

Ein wichtiger Punkt ist die Rektusdiastase. Damit gemeint ist das Breiter-Werden der Linea alba. Die Linea alba ist die Mittellinie aus Bindegewebe zwischen der geraden Bauchmuskulatur, die durch das Auseinanderweiten der geraden Bauchmuskulatur stetig dünner wird. Dieser Vorgang ist bei schwangeren Frauen völlig normal, und auch nach der Schwangerschaft bleibt die Rektusdiastase bei vielen Frauen über Monate bestehen. Bis vor Kurzem ging man davon aus, dass Bauchmuskeltraining während der Schwangerschaft irgendwann eingestellt werden müsse oder erst dann wieder gemacht werden dürfe, wenn die Rektusdiastase vollständig rückgebildet sei. Neuere Studien sind hier aber etwas verhaltener: Bauchmuskeln dürfen, sofern keine Schmerzen bei den Übungen entstehen, auch noch im letzten Trimester der Schwangerschaft trainiert werden. Sobald die Rückbildung abgeschlossen ist, spricht nichts dagegen, die gerade Bauchmuskulatur wieder anzusteuern.

Die ersten Wochen nach der Entbindung sind entscheidend für dein sportliches Comeback. Auch hier ist wichtig, den Wiedereinstieg nicht unnötig zu verkomplizieren. Fühlst du dich nach drei Wochen schon wieder fit und du hast Lust, mit langsamen Spaziergängen und ersten Rückbildungsübungen zu starten? Toll! Wenn nicht, bist du keine schwächere Frau, sondern hast vielleicht ein Baby mit mehr Bedürfnissen oder andere Grundvoraussetzungen nach der Geburt. Vergleiche dich bitte nicht mit anderen jungen Müttern. **Jede Mutter erfährt unterschiedliche Unterstützung und fühlt sich wohler oder unwohler in der Zeit ohne ihr Baby.** Alles darf genauso da sein, wie es in dieser Phase präsent ist.

Als Faustregel gilt, in den ersten sechs Wochen nur mit leichten Übungen und Bewegungen zu starten. Vor allem bei einer Bauchgeburt (Kaiserschnitt) solltest du die Heilung in den ersten Monaten unbedingt forcieren. Die größte Beachtung benötigt aber der Beckenboden. Es ist empfehlenswert, einen Rückbildungskurs zu absolvieren, um sicherzustellen, dass der Beckenboden wieder gut angesteuert werden kann.

Wenn die Heilungsphase nach der Geburt ohne Probleme abgeschlossen ist, kann ab ca. zwölf Wochen nach vaginaler Geburt und circa achtzehn Wochen nach einem Kaiserschnitt wieder gelaufen werden. Bevor du mit dem Laufen beginnst, sollte unbedingt der Beckenbodencheck bei deiner Frauenärztin abgewartet werden!

Anschließend sollte ein Sprungcheck durchgeführt werden, um sicherzugehen, dass der Beckenboden hält. Hier ist es sehr zu empfehlen, ungefähr vier Wochen vorher mit Aquajogging zu beginnen.

SO SIEHT DER SPRUNGCHECK AUS

Beim Sprungcheck achtest du bitte darauf, ob du bei einer der Übungen etwas Wasser lässt oder Schmerzen (zum Beispiel an der Kaiserschnittnarbe) hast. Sollte das der Fall sein, warte bitte noch mal sieben bis zehn Tage.

Level 1

1-mal 10 Sprünge beidbeinig (nicht maximal)

1-mal 10 Sprünge auf rechts

1-mal 10 Sprünge auf links

1-mal 40 Meter Hopserlauf

20 Minuten Powerwalking (am nächsten Tag)

Der Hopserlauf – so wird's gemacht:

Beim Hopserlauf springst du mit gestrecktem Arm und angewinkeltem entgegengesetztem Bein senkrecht nach oben ab und landest anschließend wieder auf dem Standbein. Dann bringst du das angewinkelte Bein nach unten, was nun zum Sprungbein wird, und wiederholst die Übung in einer fließenden

Bewegung. Dabei solltest du darauf achten, möglichst hoch nach oben abzuspringen und Spannung im ganzen Körper, vor allem aber im Bauch und Gesäß, zu halten. Klingt zu kompliziert? Kein Problem, ich habe dir ein kurzes Video erstellt, in dem ich dir genau zeige, wie der Hopserlauf aussehen sollte: www.mankau.de/frauen-trainieren-anders (auch abrufbar über den QR-Code rechts)

Passwort: frauenpower

Ein **Powerwalk** ist ein Spaziergang, der dich gut ins Atmen bringt. Hat alles geklappt? Dann gönn dir ungefähr zwei Tage Ruhe, und mache weiter mit Level 2.

Level 2

2-mal 10 Sprünge beidbeinig (nicht maximal)

2-mal 10 Sprünge auf rechts

2-mal 10 Sprünge auf links

2-mal 40 Meter Hopserlauf

20 Minuten Powerwalking (am nächsten Tag)

Wenn das auch geklappt hat, darfst du in ungefähr zwei Tagen mit Level 3 weitermachen.

Level 3

3-mal 10 Sprünge beidbeinig (nicht maximal)

3-mal 10 Sprünge auf rechts

3-mal 10 Sprünge auf links

3-mal 40 m Hopserlauf

20 Minuten Powerwalking (am gleichen Tag)

Level 3 konntest du absolvieren? Dann bist du jetzt bereit, um auch das Ausdauertraining in Form von Laufen wieder in deinen Alltag zu integrieren. Hierfür gibt es den Zwölf-Wochen-Wiedereinstiegsplan, bei dem du mit sogenannten Lauf-Geh-Intervallen startest. Du läufst für eine kurze Zeit und gehst dazwischen. Solltest du Schmerzen haben oder Wasser lassen, brich das Training ab.

Zwölf-Wochen-Wiedereinstiegsplan

Woche \ Tag	Montag	Dienstag	Mittwoch
1	Ruhetag/Yin-Yoga	4-mal 3 Minuten laufen, 2 Minuten gehen	Ruhetag
2	Ruhetag/Yin-Yoga	3-mal 4 Minuten laufen, 3 Minuten gehen	Ruhetag
3	Ruhetag/Yin-Yoga	2-mal 6 Minuten laufen, 3 Minuten gehen	Ruhetag
4	Ruhetag/Yin-Yoga	Krafttraining	Ruhetag/Yin-Yoga
5	Ruhetag/Yin-Yoga	2-mal 10 Minuten laufen, 2 Minuten gehen	Ruhetag
6	Ruhetag/Yin-Yoga	20 Minuten langsam laufen	Ruhetag
7	Ruhetag/Yin-Yoga	30 Minuten laufen im Wohlfühltempo	Ruhetag
8	Ruhetag/Yin-Yoga	Krafttraining	Ruhetag/Yin-Yoga
9	Ruhetag/Yin-Yoga	30 Minuten Fahrtspiel	Ruhetag
10	Ruhetag/Yin-Yoga	20 Minuten langsam laufen	Ruhetag
11	Ruhetag/Yin-Yoga	20 Minuten langsam laufen mit fünf Steigerungen	Ruhetag
12	Ruhetag/Yin-Yoga	Krafttraining	Ruhetag/Yin-Yoga

Donnerstag	Freitag	Samstag	Sonntag
Krafttraining	Ruhetag	15 Minuten bewusst langsam laufen	Krafttraining oder Ruhetag
Krafttraining oder Spaziergang bis 60 Minuten	Ruhetag	20 Minuten bewusst langsam laufen	Ruhetag
Krafttraining	Spaziergang bis 45 Minuten	Ruhetag	25 Minuten bewusst langsam laufen
20 Minuten bewusst langsam laufen	Ruhetag	Krafttraining	Spaziergang bis 60 Minuten
Krafttraining	Ruhetag oder Spaziergang	30 Minuten bewusst langsam laufen	Krafttraining oder Ruhetag
Krafttraining oder Spaziergang bis 60 Minuten	Ruhetag	25 Minuten Fahrt-spiel	Ruhetag
Krafttraining	Spaziergang bis 45 Minuten	Ruhetag oder ruhi-ges Krafttraining	20 Minuten bewusst langsam laufen
20 Minuten bewusst langsam laufen mit 4 Steigerungen	Ruhetag	Krafttraining	Ruhetag
Krafttraining	Ruhetag oder Spaziergang	40 Minuten bewusst langsam laufen	Krafttraining oder Ruhetag
Krafttraining oder Spaziergang bis 60 Minuten	30 Minuten leicht gesteigerter Lauf	Ruhetag	30 Minuten Lauf im Wohlfühltempo
Krafttraining	40 Minuten im Wohlfühltempo laufen	Ruhetag oder ruhi-ges Krafttraining	20 Minuten bewusst langsam laufen
20 Minuten Fahrtspiel	Ruhetag	Kraft-training	25 Minuten laufen im Wohlfühltempo

SO KANN DAS TRAINING ALS MAMA AUSSEHEN

Storytime

Frauen nach der Geburt klagen einerseits über ein schlechtes Gewissen ihrem Kind gegenüber, andererseits haben sie manchmal ein vermindertes Selbstwertgefühl oder ein schlechtes Gewissen hinsichtlich ihres Körpers, weil sie weniger Sport machen können, als sie wollen. Ich möchte dir die Geschichte von Lena erzählen, die dir vielleicht Mut macht!

Lena kam vor ungefähr zwei Jahren zu mir, um endlich wieder Struktur in ihr Training zu bringen. Lena war vor der Geburt ihres ersten Kindes Triathletin. Ihr kleiner Sohn war gerade zwei Jahre alt, und nun wollte Lena wieder intensiver ins Training einsteigen. Ein paar Monate später rief sie mich an. Sie freute sich, denn sie war wieder schwanger. Das Vertrauen, was sie mir entgegenbrachte, sich trotzdem weiterhin von mir coachen zu lassen, war für mich überwältigend. Ich hatte schon hier und da Frauen in den ersten Wochen einer Schwangerschaft, in der Kinderwunschzeit oder in den letzten Wochen vor der Entbindung begleitet, aber eine komplette Schwangerschaft war für mich eine absolut neue Sache. Lena war bereits erfahren, denn es war nicht ihre erste Schwangerschaft. Wir gestalteten das Training so, dass wir von nun an auf Erhalt gingen. Im zweiten Trimester erlaubten wir uns auch wieder Spielereien mit den Tempobereichen, denn Lena tat das Training sehr gut, auch wenn sie immer wieder ihre Kurzatmigkeit spürte. Ungefähr zwei Monate vor dem Geburtstermin starteten wir langsam mit Aquajogging und verlagerten ab circa sechs Wochen vorher das Ausdauertraining komplett ins Wasser, weil Lena spürte, dass es jetzt mit dem Laufen immer schwerer wurde. Vor allem für Läuferinnen ist es wichtig, vor der Geburt den Beckenboden wahrnehmen zu lernen, denn einige Läuferinnen, vor allem die, die auf Trails unterwegs sind, haben eine relativ starke Beckenbodenmuskulaur, die natürlich entspannt werden will. Ich empfahl ihr, bewusst in den Bereich des Beckenbodens zu atmen und diesen so weit wie möglich zu entspannen. Ein paar Tage vor dem errechneten Geburtstermin, ich glaube, es waren zwei Wochen, beendeten wir zunächst unsere Zusammenarbeit, und Lena wurde Mama eines gesunden Kindes.

Ich habe mich wahnsinnig gefreut, als sie dann, ein paar Monate später, anfragte, ob ich noch einen Platz für sie hätte. Wir begannen also wieder mit dem Training. Sprungchecks, Wiedereinstieg, Kraftübungen, der Einstieg war sehr schnell gelungen.
Was mich aber so sehr an ihr fasziniert: Mit zwei kleinen Kindern schafft sie es jede Woche mehrmals, sich zum Sport aufzuraffen. Bei meiner besten Freundin beobachtete ich Ähnliches. Irgendwie schaffen es diese Frauen, ihren Kindern die Aufmerksamkeit zu schenken, die sie benötigen, und gleichzeitig ihrem Sport nachzugehen, um nach der Geburt wieder in Topform zu kommen. Wie sie das machen, bleibt mir bis zum jetzigen Zeitpunkt verborgen, aber ich glaube ganz sicher, abgeleitet von dem, was ich bisher mitbekommen habe, dass Frauen mit dem Muttersein irgendeine Superpower mitgegeben wird, die sie trotz vieler Infektionen, andauerndem Schlafmangel und völlig neuen Lebensumständen ein Leben führen lässt, das nicht *nur* die Familie zum Mittelpunkt haben muss.
Natürlich empfindet jede Mutter diese Phase unterschiedlich; einige sind gestresster als andere. Die einen gehen mehr in ihrer neuen Rolle auf als andere, und auch das ist vollkommen okay. Wir sind mittlerweile in einer Zeit angekommen, in der Gleichberechtigung unter Lebenspartnern und -partnerinnen kein Fremdwort mehr ist und Elternteile sich gegenseitig unterstützen und den eigenen Freiraum zugestehen. Das Leben einer Frau verändert sich, sobald sie in die Familienplanung geht, aber es ist nicht mehr zeitgemäß, dass sie als Mutter und Ehefrau ihre eigenen Bedürfnisse außer Acht lässt, wenn sie das nicht möchte. Ich habe genug Läuferinnen begleitet, die nach einer Schwangerschaft schneller wurden als zuvor und neue Bestzeiten liefen. Und ich habe Frauen begleitet, die als Mamas gemerkt haben, dass sich ihre großen Ziele verändert haben und sie den Fokus ab sofort lieber auf ihre Gesundheit legen wollen. In dieser Phase darf alles sein. Du darfst genauso den Mut haben, weiterhin auf deine Ziele hinzuarbeiten, wie auch zu entscheiden, dass diese Ziele für dich irrelevant geworden sind – und merken, dass du etwas anderes anstrebst.

Training ab vierzig

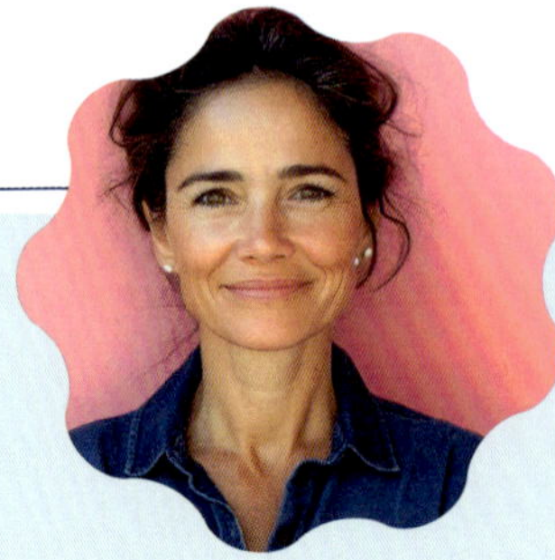

Ab vierzig sollten sich Frauen langsam mit dem Gedanken des Älterwerdens auseinandersetzen. In unserer Gesellschaft ist das Bild stark verankert, dass wir gegen das Alter ankämpfen. Wir kämpfen, beziehungsweise trainieren, gegen die Winkearme und den Rettungsring.

Ich bevorzuge eine liebevolle Sicht auf die Dinge. Ja, der Körper verändert sich in der Zeit bis hin zur Menopause und darüber hinaus. Bedeutet das, dass wir weniger liebenswert sind oder ab sofort noch härter trainieren sollten, um jung und attraktiv zu bleiben? Wohl kaum. Wir dürfen unser Training ab vierzig verändern, genauso wie sich unser Körper langsam verändert. Das Ganze sollte weniger aus Selbstoptimierungsgründen passieren, sondern viel mehr aus Liebe zu sich selbst und dem eigenen Körper. Das Paradoxe daran: Wenn Frauen verstehen, warum ein anderes Training nötig wird und dass dieses maßgeblich dazu beitragen wird, menopausale Symptome zu lindern, kommt der Wohlfühlkörper von ganz allein zurück. Der Moment, in dem wir nicht mehr gegen, sondern *mit* und *für* unseren Körper trainieren, ist oft der, in dem wir über uns hinauswachsen und wirkliche Trainingserfolge erzielen.

Was sich konkret verändert, sind einerseits die Körperzusammensetzung und andererseits die Muskel- und Knochendichte. Du hast bereits gelernt, dass sich die Muskulatur bereits ab dreißig langsam abbaut. Genauso verhält es sich mit der Knochendichte. In der Abbildung siehst du, dass sich vor allem im Zeitraum rund um die Menopause ein gravierender Einbruch in der Knochendichte zeigt. Das liegt daran, dass das Östrogen auf ein neues Minimum fällt und dort für den Rest des Lebens bleibt. Da Östrogen das Hormon ist, das die Knochendichte positiv beeinflusst, ist dieser Sachverhalt absolut logisch. Was aber ausschlaggebend für die folgenden Überlegungen im Training ist, zeigt sich eher in dem Zeitraum danach: Frauen besitzen per se eine geringere Knochendichte als Männer, zusätzlich baut sich der Knochen schneller ab. Darin liegt begründet, dass Frauen schneller und häufiger an Osteoporose oder Osteopenie leiden. Zwei Krankheitsbilder, die dazu führen, dass Knochen leichter brechen. Mit dem richtigen Training ist es möglich, diesen Prozess zu verlangsamen und Osteoporose vorzubeugen.

OSTEOPENIE UND OSTEOPOROSE

Osteopenie und Osteoporose bezeichnen Krankheitsbilder, denen eine zu geringe Knochendichte zugrunde liegt. Während die Knochendichte bei Osteopenie nur unterhalb der normalen Knochendichte liegt, beschreibt die Osteoporose einen Zustand, in dem der Knochen porös wird und somit das Risiko auf Knochenbrüche steigt.

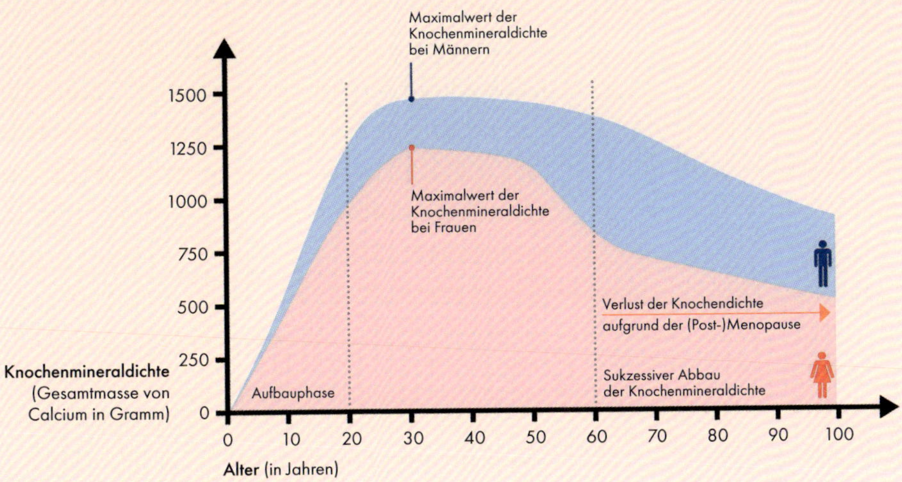

Nicht nur die Knochen, auch Sehnen und Bänder sind von diesem Phänomen betroffen. Durch den Abfall des Östrogenspiegels wird auch die Kollagenproduktion eingeschränkt, was die Sehnen und Bänder weniger belastbar macht. Kollagen zu supplementieren kann hier hilfreich sein.

Ein weiteres Problem, mit dem Frauen ab vierzig immer mehr zu kämpfen haben, ist die abnehmende Muskelmasse und die Zunahme des Körperfettanteils, wenn wir unser Training nicht entsprechend anpassen. Zum leichteren Verständnis kannst du dir merken, dass die Muskeln in unserem Körper die *aktive Masse* sind und die Fettmasse die *leere Masse*. In der leeren Masse wird übrigens auch Östrogen gespeichert, ein weiterer Grund, weshalb Frauen ab vierzig immer häufiger an einer Östrogendominanz leiden.

Die aktive Masse arbeitet also. Sie verlernt das Arbeiten aber immer mehr, wenn sie nicht daran erinnert wird, wie sie das tun soll. Im jungen Alter, wenn die Muskeln noch gut arbeiten, reagieren sie auf Insulin, ein Hormon der Bauchspeicheldrüse, was dafür sorgt, dass Glukose (Zucker) aus dem Blut aufgenommen wird, um Energie bereitzustellen. Je besser unsere Muskelzellen dazu in der Lage sind, auf Insulin zu reagieren, desto höher ist unsere Insulinsensitivität. Die Insulinsensitivität nimmt im Alter immer weiter ab, und es fällt dem Körper schwerer, Glukose effizient zu nutzen. Das Problem ist nicht, dass wir weniger Insulin zur Verfügung haben, sondern dass unsere Zellen nicht mehr adäquat auf das Insulin reagieren und die Glukose nicht verwertet werden kann. Als Reaktion auf den erhöhten Blutzuckerspiegel schüttet der Körper mehr Insulin aus. Hieraus kann sich eine sogenannte Insulinresistenz entwickeln, also die Unfähigkeit der aktiven Masse, wirklich aktiv zu sein. Die Folgen im ungünstigsten Fall des weiteren Alterungsprozesses sind der Diabetes Typ 2, aus gutem Grund auch Altersdiabetes genannt, oder Herz-Kreislauf-Erkrankungen.

Es ist also wie bei einem altertümlichen Kohlekraftwerk. Stell dir vor, ein Kraftwerk benötigt jeden Tag die gleiche Menge an Kohle, und die Lieferanten liefern den benötigten Bedarf. Wenn das Kraftwerk aber auf einmal weniger verbrennen kann, weil die Mitarbeitenden fehlen, um die Kohle in die Kessel zu befördern, wird die Kohle wahrscheinlich vor dem Kraftwerk liegen bleiben und verkommen. Sie wird zu leerer, unbrauchbarer Masse. Wie können wir das Problem also lösen? Wir müssen das Kraftwerk dazu bringen, dass es wieder mehr verbrennen kann oder zumindest gleichmäßig viel verbrennt. Für den Körper heißt das: **Weniger Muskelmasse bedeutet weniger Mitochondrien, wodurch sich der Stoffwechsel verlangsamt und Glukose schlechter verstoffwechselt wird.** Dadurch sinkt auch der Kalorienverbrauch, und es fällt dir deutlich schwerer, dein Wohlfühlgewicht zu halten oder Fett zu verlieren.

Da das Östrogenlevel im Körper sinkt, steigt gleichzeitig das Cortisollevel, was den Blutzuckerspiegel und die Trainingsanpassungen leicht negativ beeinflusst.

Wie meistern wir also die Herausforderung in der (Peri-)Menopause?

Ich weiß, wer sich zum ersten Mal mit den Folgen der Menopause auseinandersetzt, kann sich im ersten Moment überfordert und verzweifelt fühlen. Das ist wirklich ganz normal. Die Frauen, die ich bereits durch die Menopause begleiten durfte, spiegeln mir aber sehr häufig diese zwei Dinge:

1. Wenn der Zeitpunkt der Menopause erst mal überschritten ist, wird das Training wieder leichter.
2. Gezieltes Training und angepasste Ernährung helfen dabei, menopausale Symptome im großen Stil zu verbessern.

Dem Muskelabbau kann nämlich entgegengewirkt werden! Damit verbessern sich folglich Symptome wie Insulinresistenz, Osteoporose, Gewichtszunahme und Unbeweglichkeit. Unser Hauptziel sollte also sein, Muskeln zu erhalten oder zu mehr Arbeit zu bewegen.

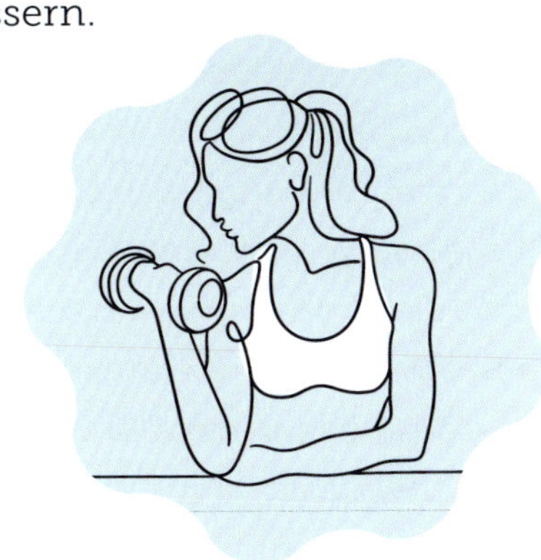

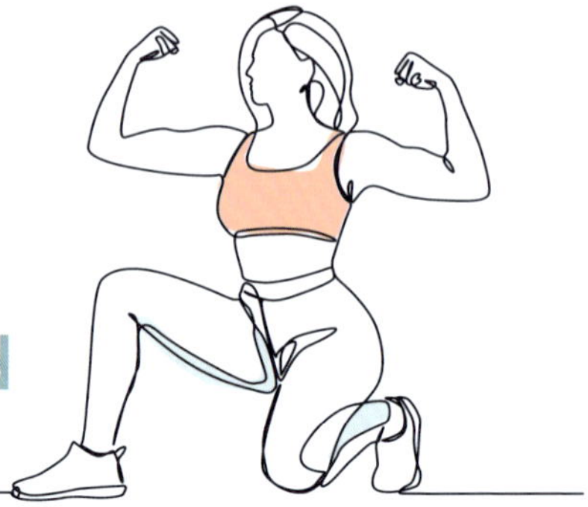

Das richtige Training rund um die Menopause

Die beste und evidenzbasierte Möglichkeit, um Diabetes, kardiovaskuläre Probleme und Osteoponie/Osteoporose zu lindern oder ihnen gar vorzubeugen, ist das Krafttraining. Allerdings wird es noch immer selten empfohlen. Das Ziel von Krafttraining vor, während und nach der Menopause ist der Muskelaufbau und -erhalt, die Veränderung der Körperzusammensetzung und ein Erhalt der Knochendichte. Außerdem wird hierdurch der Grundumsatz gesteigert, und es hat positive Auswirkungen auf vasomotorische Symptome (z. B. Blutfluss) und die Gelenkstabilität.

Frauen ab vierzig sollten mindestens 2- bis 3-mal pro Woche 2–3 Sets mit bis zu 8 Wiederholungen von 3–6 Übungen mit schweren Gewichten forcieren. Lies dir gern erneut das Kapitel zum Krafttraining durch, dort findest du sinnvolle Übungen für deine Kraftsessions (ab Seite 77).

Es ist unverzichtbar zu verstehen, dass das Krafttraining für den Körper ab vierzig der wichtigste Bestandteil des Trainings ist. **Das bedeutet natürlich nicht, dass du dein Rennrad ab sofort in die Ecke stellen musst und Wanderungen oder lange Läufe tabu sind.** Es bedeutet lediglich, dass sich dein Fokus ab circa vierzig Jahren in Richtung Krafttraining verändern darf. Je älter du wirst, desto mehr solltest du das Krafttraining in den Vordergrund stellen, denn es hilft nicht nur deinem Körper, gesund zu altern, sondern auch deinem Geist: Je älter wir werden, desto mehr nimmt die Neuroplastizität ab. Die Neuroplastizität ist einfach gesagt die Fähigkeit deines Gehirns, sich an neue Umstände anzupassen, und ist essenziell, um Probleme und Herausforderungen zu lösen und eine hohe Gedächtnisleistung abzurufen. Krafttraining bei Frauen beeinflusst diese Fähigkeit nachweislich positiv und kann deswegen auch dem Alterungsprozess im Gehirn entgegenwirken.

Auch andere Sportarten haben positive Effekte auf dein gesamtes Wohlbefinden, wenn auch nicht gleichermaßen wie das Krafttraining.

Moderates Ausdauertraining

Laufen erhält die Knochendichte und kann diese in den unteren Extremitäten erhöhen. Außerdem wirkt sich Ausdauersport generell positiv auf das kardiovaskuläre System aus und steigert nachweislich das mentale Wohlbefinden. Der Schreckensgedanke, dass Laufen schlecht für die Gelenke sei, ist ein Irrglaube, sofern du es sinnvoll in dein Training integrierst und du nicht regelmäßig ohne gutes Training sehr lange Distanzen läufst. Du darfst also gern deinen Lieblingsausdauersport beibehalten!

Allerdings trägt das Ausdauertraining weniger zum Erhalt der Muskelmasse bei und hat wenig Einfluss auf den Aufbau von fettfreier Masse. Wer also vor, während und nach der Menopause ausschließlich auf den Ausdauersport setzt, wird wahrscheinlich langfristig trotz hohen Sportumfangs die Erfahrung machen, dass der Körperfettanteil steigt und die Muskulatur langsam abnimmt.

Ausdauertraining und HIIT

Spätestens ab vierzig dürfen Frauen sich trauen, auch beim Ausdauertraining hart zu trainieren. Hochintensive Einheiten (HIIT – Hochintensives Intervalltraining) in Form von Intervallen und kurzen Sprints tragen zum Erhalt der Muskelmasse bei und haben einen positiven Einfluss auf den Aufbau unserer aktiven Masse, der Muskelmasse. Hochintensive Intervalleinheiten können jetzt außerdem den Abbau von Cortisol bei Frauen nach der Menopause fördern, was sich positiv auf menopausale Symptome auswirkt.

GEEIGNETE LAUFINTERVALLE

Hier sind ein paar Laufintervalle, die du in deinen Trainingsplan integrieren kannst:

- Laufe dich 12 Minuten langsam ein.
- Führe dann folgende Intervalle durch: 3-mal 1 Minute zügig bis schnell, 2 Minuten langsam, 6-mal 30 Sekunden schnell, 1 Minute langsam

oder

- 8- bis 10-mal 90 Sekunden zügig, 2,5 Minuten langsam, gehend

oder

- 2–3 Wiederholungen, 5-mal 30 Sekunden schnell, 1 Minute langsam, 3 Minuten langsam
- Laufe dich danach 12–15 Minuten langsam aus.

Plyometrisches Training

Plyo... was? Gemeint ist hiermit das sogenannte Sprungkrafttraining. Es wird die Fähigkeit geschult, maximal hoch oder weit zu springen. Dieses Training wird meiner Meinung nach weit unterschätzt, da es mehrere Vorteile mit sich bringt: Die Muskeln lernen auch bei dieser Trainingsform, besser zu arbeiten. Somit wird die Insulinsensitivität weiter gestärkt. Wenn du schon länger auf dieser Welt unterwegs bist, dann ist dir vielleicht schon aufgefallen, dass Dinge, die dir als Kind oder in deiner Jugend noch leichtgefallen sind, heute beängstigend wirken können. Würdest du heute noch unbedarft über einen Zaun oder so weit wie möglich von einer Schaukel springen? Wahrscheinlich eher nicht. Die Risikobereitschaft nimmt mit zunehmendem Alter ab, was auf neuromuskuläre Funktionen, also die Verschalung von Gehirn und Muskulatur, zurückzuführen ist. In meinem Laufkurs in Marburg betreue ich einige Frauen im Alter ab vierzig, und ich erlebe immer wieder, dass vor allem Sprünge Bewegungen sind, die entweder wegen eines schwachen Beckenbodens oder mentaler Blockaden eher weniger gern durchgeführt werden. Diese Übungen sind aber die, die Frauen am ehesten voranbringen. Durch plyometrisches Training bleiben die Kontraktionsfähigkeit der Muskeln und die neuronalen Verbindungen erhalten. In der Tabelle siehst du die verschiedenen Elemente, zudem habe ich dir eine Übungssequenz als Video aufgenommen: www.mankau.de/frauen-trainieren-anders (auch abrufbar über den QR-Code rechts)

Passwort: frauenpower

PLYOMETRISCHES TRAINING

Was?	Wie?	Dauer
Hopserlauf	Beim Hopserlauf springst du mit gestrecktem Arm und angewinkeltem Bein der anderen Körperseite senkrecht nach oben ab und landest anschließend wieder auf dem Standbein. Dann bringst du das angewinkelte Bein nach unten, was nun zum Sprungbein wird, und wiederholst die Übung in einer fließenden Bewegung. Dabei solltest du darauf achten, möglichst weit nach oben abzuspringen und Spannung im ganzen Körper, vor allem aber im Bauch und Gesäß, zu halten.	Ca. 60 Meter
Sprunglauf	Die Bewegungsfolge gleicht der des Hopserlaufs. Versuche nun, statt maximal hoch maximal weit zu springen. Deine Armhaltung ändert sich somit in die Bewegungsrichtung, also eher nach vorn.	Ca. 60 Meter
Beidbeinige Sprünge	Suche dir eine Treppe oder eine hohe Stufe. Gehe tief in die Hocke und versuche nun, so hoch wie möglich zu springen. Wiederhole diese Übung nach einer Pause von etwa 90 bis 180 Sekunden erneut.	3-mal ein bis zwei Sprünge mit 90 bis 180 Sekunden Pause

Flexibilitätstraining

Neben der aktiven Kräftigung unserer Muskeln dürfen wir das Muskellängentraining nicht vernachlässigen. Es erhält die Beweglichkeit und kann sich positiv auf Gelenke und Bandscheiben auswirken. Wichtig ist hierbei, dass du nicht bei starren Dehnungen bleibst, sondern lieber auf Mobilitätstraining wie Yoga zurückgreifst.

Übung Vorbeuge mit dem Kettleball

Eine Übung, die vor allem für laufende Frauen ab vierzig sehr wohltuend sein kann, ist diese Variante der Vorbeuge.

Stelle dich leicht erhöht auf eine Treppenstufe oder einen Stepper und nimm einen Kettleball oder eine Kurzhantel in die Hände. Nun lässt du dich nach vorn fallen und versuchst, deinen Rücken mit jeder Ausatmung etwas mehr zu entspannen. Bleib mindestens 90 Sekunden in dieser Position, falls möglich. Lass dann das Gewicht los und komme langsam, Wirbel für Wirbel, wieder in den Stand.

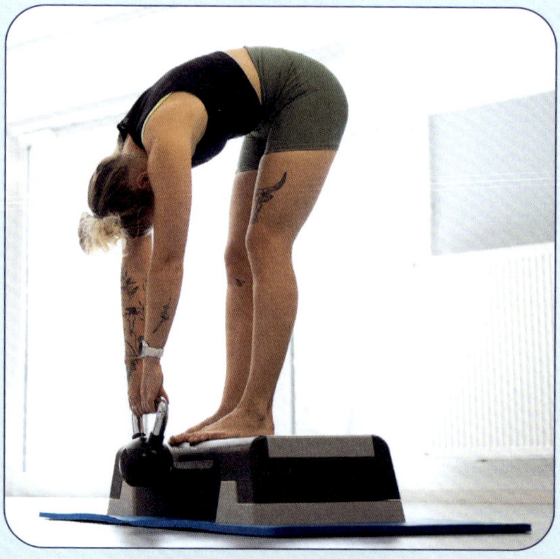

Dein Beispieltrainingsplan

Wir setzen auf Erhalt. Das bedeutet nicht, dass es für dich nicht mehr möglich ist, sichtbare Muskulatur aufzubauen, sondern lediglich, dass es keine klassische Off-Season mehr geben sollte, also Zeiträume, in denen du auf gewisse Sportarten verzichtest. Das Training ist ein guter Mix aus Lauf-, Kraft- und plyometrischem Training; das Krafttraining steht im Vordergrund. Merke dir: Je älter du wirst, desto wichtiger wird das Krafttraining. Setze jetzt also den Grundstein für dein älteres Ich und fang einfach an. Der Muskelquerschnitt lässt sich in jedem Alter erhöhen, und deine Muskulatur kann immer lernen, effizienter zu arbeiten. Es gibt kein *zu spät*. Du musst dich auch nicht *mehr* beeilen, wenn du schon älter bist, wichtig ist, dass du, je älter du wirst, den Fokus immer mehr auf Krafttraining – vor allem mit schweren Gewichten – legst.

TRAININGSPLAN RUND UM DIE MENOPAUSE

Plan / Wochentag	XS	S	M	L
Montag	Spaziergang	25 Minuten laufen mit 4 Steigerungen	40 Minuten laufen mit 6 Steigerungen	40 Minuten laufen mit 6 Steigerungen plus Krafttraining
Dienstag	Krafttraining	Krafttraining	Krafttraining	Ruhetag
Mittwoch	Ruhetag	Ruhetag	Ruhetag	Krafttraining
Donnerstag	Spaziergang	Intervall-training plus Sprung-übungen	Intervall-training plus Sprung-übungen	Intervall-training plus Sprung-übungen
Freitag	Ruhetag	Ruhetag	Krafttraining	30 Minuten lockerer Lauf
Samstag	Krafttraining	Krafttraining	Ruhetag	Ruhetag
Sonntag	Ruhetag	Ruhetag	Krafttraining und/oder 40 Minuten lockerer Lauf	Krafttraining

Ein Wort zur Ernährung ab vierzig

Frauen ab vierzig stehen oft vor der Herausforderung, dass sie schneller an Gewicht zunehmen, es schwerer für sie ist, Gewicht zu halten oder die Gewichtsabnahme schier unmöglich scheint.

Auch hier stehen wir vor der Herausforderung des sich verändernden Körpers und des Wunschs, alles genauso machen zu können wie vorher.

Um zu verstehen, was der Körper von nun an benötigt, lohnt sich ein erneuter Blick auf das Darmmikrobiom. Dieses verändert sich nämlich zunehmend, je älter wir werden – leider nicht zum Positiven. **Mit sinkendem Östrogenspiegel nimmt die Vielfalt an Darmbakterien im Darmmikrobiom ab, was Auswirkungen auf deinen Stoffwechsel, Entzündingsprozesse und sogar deine psychische Gesundheit haben kann.** Umso wichtiger ist es, den Körper mit guten Nährstoffen ausreichend zu versorgen, um diesen Prozessen entgegenzuwirken.

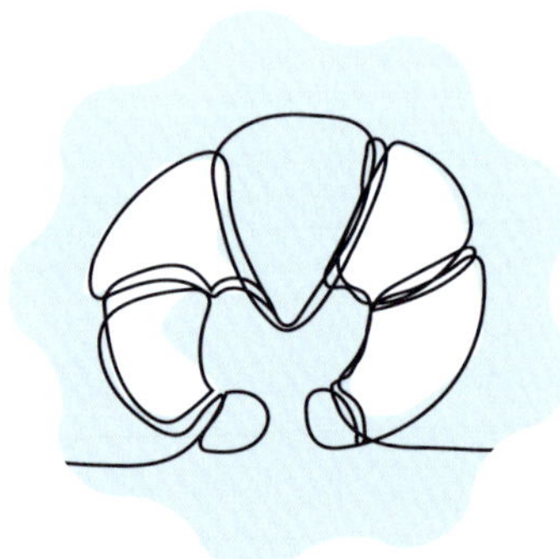

Das kannst du tun:

- Reduziere kurzzeitige Kohlenhydrate wie hochverarbeitete Weizenprodukte, und setze auf Vollkorn, Kartoffeln und Urkorn wie Quinoa oder Amaranth.
- Iss ballaststoffreich (Gemüse, Hülsenfrüchte, Vollkorn)!
- Integriere probiotische Lebensmittel (Joghurt, fermentierte Lebensmittel wie Sauerkraut und Tempeh)!
- Erhöhe deine Proteinzufuhr, um deine Muskulatur zu unterstützen (orientiere dich bei deiner Ernährung eher an 2,2 Gramm statt 1,6 Gramm pro Kilogramm Körpergewicht)!

FITNESS KENNT (K)EIN ALTER!?

Storytime

Wir kennen alle diesen Spruch: »Du bist so jung, wie du dich fühlst.« Zwar stehe ich selbst gerade erst kurz vor meinem dreißigsten Geburtstag, aber auch ich merke, dass sich das Leben und der eigene Körper stetig verändern. Wenn alles immer so bleiben würde, wie es war, wie langweilig wäre unser Leben dann?

Ich erinnere mich gern an die langjährige Zusammenarbeit mit meiner Athletin Sabine, die mittlerweile längst ihren sechzigsten Geburtstag gefeiert hat. Als sie vor Jahren in meinen Laufkurs kam, war ich sofort fasziniert von ihrem Ehrgeiz und ihrem lockeren, jung gebliebenen Auftreten. Als sie mir ihr Alter mitteilte, war ich ehrlich überrascht: achtundfünfzig Jahre. Vor mir stand eine Frau, deren Muskulatur ich mir zu diesem Zeitpunkt (ich hatte das mit dem Krafttraining damals noch nicht wirklich ernst genommen) gewünscht hätte. Nicht nur das: Es folgten zwei Jahre, in denen sie bei fast jedem Intervalltraining auf der Bahn die Spitze der Frauen anführte und gern auch mal die Männer hinter sich ließ.

Sicher hast du auch schon mal eine ähnliche Geschichte gehört, aber nun kommt der Fakt, der für mich wirklich bewegend war und mich mein eigenes Training noch mal anders reflektieren ließ: Bis sie einundfünfzig Jahre alt war, machte diese Frau fast keinen Sport und startete ihren sportlichen Weg mit Kraft- und Lauftraining erst in ihren Fünfzigern. Ich nahm zwei Dinge aus dieser Info für mich mit:

1. Ja, wir werden älter, aber unser Körper kann so viel mehr, als wir vermuten. Ich wünsche mir, dass jede Frau, die denkt, es sei für sie vielleicht zu spät, mit dem Training zu starten, Sabines Geschichte hören würde. Meine Assoziation war nämlich immer: Wenn sie mit sechzig noch so fit ist, dann muss sie einfach ihr ganzes Leben schon hart trainiert haben und war in ihren Zwanzigern wahrscheinlich noch viel schneller als ich heute.
2. Ein junger Geist wohnt in einem fitten Körper, und einen fitten Körper können wir in jedem Alter haben, wenn wir die Priorität auf ein langes, gesundes Leben legen.

Regeneration und Stressmanagement

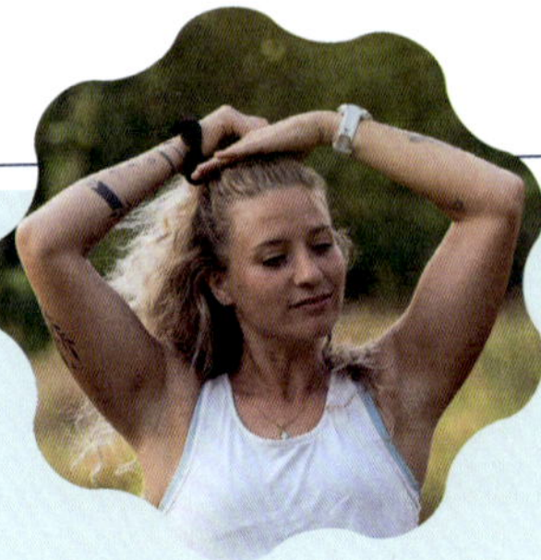

Ich habe mir das Wichtigste für ein hormongesundes, fittes Leben für den Schluss aufgehoben, weil ich möchte, dass du verstehst, wie wichtig gute Regeneration für dein Training ist. Du hast immer wieder gelesen, dass Regeneration wichtig ist. Wenn du sportlich bist, gehörst du aber vielleicht auch zu den Frauen, denen es schwerfällt, ein oder mehrere Tage auf Sport und Bewegung zu verzichten. Sport macht den Kopf frei, und es ist eine wunderbare Methode, um wieder in Kontakt zu sich selbst zu kommen. Ich möchte dir nun aber erklären, warum Sport für den Körper Stress bedeutet, auch wenn es sich für dich so anfühlt, als würdest du Stress abbauen. Wie du deinen Körper wirklich in die Entspannung bringst und damit dein Training, vor allem aber deine Hormongesundheit deutlich verbesserst, klären wir jetzt.

Wenn du hormongesund leben möchtest, geht es immer um Balance – und zwar um die richtige Balance von Training, Ernährung und Regeneration. Zum Abschluss wollen wir uns dem letzten Punkt widmen.

Mein Professor im Sportstudium sagte immer: »Regeneration ist das Wichtigste im Training.« Dann grinste er und fügte hinzu: »Deswegen mache ich seit Jahren nichts anderes mehr.« Damals begegnete ich dieser Aussage noch mit Widerstand, heute weiß ich, wie recht er hatte.

Natürlich ist kein Sport auch keine Lösung, so viel sollte nach den letzten Kapiteln klar sein. Für viele Frauen ist es aber schwierig, das richtige Maß von Sport für sich zu finden und trotzdem ausreichend Raum für Regeneration zu haben.

Lass uns die Punkte der letzten Kapitel einmal zusammenführen und verstehen, wie Stress entsteht und wie wir ihn loslassen können.

Das Nervensystem und die Hormongesundheit

Wenn der Körper durch unterschiedliche Faktoren zu sehr gestresst ist, wird die »Stressachse« (Hypothalamus-Hypophysen-Nebennierenrinden-Achse) aktiviert. Wie du weißt, beeinflussen sich die Hormondrüsen alle untereinander, das heißt, eine dauerhafte Aktivierung der Stressachse führt unweigerlich zum Ungleichgewicht im Hormonsystem. Warum? Lass uns einen kleinen Exkurs in unser zentrales Nervensystem machen, denn hier entscheidet sich, wie gut unser Hormonsystem funktioniert. Das zentrale Nervensystem besteht aus Gehirn (u. a. Hypothalamus) und Rückenmark und ist für Bewegungssteuerung, Verarbeitung von Informationen oder unser Denken und Bewusstsein verantwortlich. Die Stressachse und das zentrale Nervensystem arbeiten immer eng miteinander.

Du weißt, dass der Hypothalamus die Hormonproduktion steuert. Nun kommt eine neue Mitspielerin aufs Feld (um beim Bild des Fußballspiels zu bleiben): die Nebennierenrinde. Sie entscheidet auf Grundlage der Informationen von Hypophyse und Nervensystem, wie viel Cortisol (unser Stresshormon) sie ausschütten soll. Sobald dein Körper also in Stress gerät, wird unweigerlich deine Stressachse aktiv, die deinem Körper dabei hilft, sich mit mehr Cortisol auf mögliche Kampf- oder Fluchtreaktionen vorzubereiten. Dein Cortisolspiegel kann aber auch deinen Blutzuckerspiegel oder dein Immunsystem beeinflussen. Stress ist die Ursache für fast alle Zyklusstörungen, denn Cortisol hat denselben

Syntheseweg wie Östrogen und Progesteron und kann somit zu einem Mangel an Sexualhormonen führen. Auch die Trainingsbereitschaft und Leistungsfähigkeit werden in Mitleidenschaft gezogen. **Für gute Trainingseffekte und einen gesunden Zyklus benötigen wir ein Hormonsystem in Balance, und für ein Hormonsystem in Balance benötigen wir ein gut reguliertes Nervensystem.**

Was nun genau Stress bei dir ganz persönlich auslöst, kannst du dir nur selbst beantworten. Welcher Bereich dir in deinem Leben besonders viel Stress bereitet, weißt nur du. Ich habe einige Frauen mit Amenorrhoe begleitet, die ihre Periode in der Phase des Hausbaus verloren haben. Andere hatten eine Trennung hinter sich, wieder andere eine schlimme Corona-Infektion. Was aber alle Frauen gemeinsam haben: Durch das aktive Bewusstmachen der einzelnen Stressoren und der stufenweise Regulation des Nervensystems zunächst über das Training, aber schließlich auch im Alltag, reguliert sich auch der Stress. Die Periodenblutung kehrt zurück oder der langersehnte Trainingszuwachs darf endlich kommen.

SO WENIG CORTISOL WIE MÖGLICH?

Eine naheliegende Frage, wenn ich ständig davon spreche, dass unser Ziel ist, das körpereigene Cortisol zu senken, ist, ob zu wenig Cortisol möglicherweise besser für den Körper ist als zu viel.

Sportliche Frauen sollten eine weitere Problematik im Hormonsystem unbedingt auf dem Schirm haben: die Nebenniereninsuffizienz. Sind wir lange Zeit massivem Stress, auch in ausschließlicher Form von Sport, ausgesetzt, beginnt die Nebenniere zunächst, auf Hochtouren zu arbeiten. Sie produziert viel Cortisol. Hält dieser Zustand an, kommt es allerdings zu einer Nebennierenschwäche, und es werden weniger Cortisol als nötig und infolgedessen auch immer weniger Sexualhormone produziert. Im schlimmsten Fall mündet dieser Zustand in die Nebenniereninsuffizienz. Dieses Krankheitsbild ist diagnostizierbar, wohingegen bei der Nebennierenschwäche oder der Nebennierenerschöpfung zwar zu wenige Hormone, aber nicht wenig genug für eine medizinische

Diagnose produziert werden. Symptome einer schwachen Nebenniere (wenig Cortisol) können sein:

- niedriger Blutdruck/Ruheherzfrequenz
- Schilddrüsenunterfunktion
- Konzentrationsprobleme
- erschöpftes Erwachen am Morgen
- schnelles Gefühl der Überforderung/niedrige Stresstoleranz

Vor allem der Umstand der niedrigen Herzfrequenz ist für viele Sportlerinnen entscheidend, denn vor allem im Ausdauersport gilt eine möglichst niedrige Herzfrequenz als Zeichen von enormer Fitness.
Natürlich ist das per se richtig, allerdings sollte beachtet werden, dass es ebenfalls ein Zeichen von einer Nebennierenschwäche oder Schilddrüsenunterfunktion ist, dass es aktuell zu viel ist.

Das vegetative Nervensystem

Wie schafft ein Körper, der ins Ungleichgewicht geraten ist, nun den Weg in ein entspannteres Leben? Dafür schauen wir uns das Nervensystem noch einmal genauer an.

Neben dem zentralen Nervensystem existiert ein weiteres, mit dem zentralen Nervensystem verbundenes Nervensystem: das vegetative Nervensystem. Es funktioniert weitestgehend unwillkürlich und steuert Herzschlag, Verdauung, Atmung und Stoffwechsel. Zusammen mit dem zentralen Nervensystem hält es den Körper im Gleichgewicht und macht es uns dadurch möglich, in den unterschiedlichsten Situationen adäquat zu reagieren.

Einfach gesagt, besteht das vegetative Nervensystem aus dem Sympathikus und dem Parasympathikus. Der Sympathikus ist aktivierend, energiesteigernd und bringt uns in Gefahrensituationen in Kampf- oder

Fluchtreaktionen. Fast alles, was wir machen, benötigt die Aktivität des Sympathikus, das bedeutet, wenn wir wach sind, wiegt der Sympathikus immer schwerer. Der Sympathikus wird beispielsweise aktiv durch Sport, Arbeit, blaues Licht oder auch Social Media. Der Parasympathikus hingegen bringt uns in die Ruhe, wenn wir es erlauben. Es erfolgt ein echter Stressabbau, denn der Parasympathikus wirkt dämpfend und schenkt uns Erholung und Entspannung. Nur wenn der Parasympathikus aktiv ist, kann der Körper wirklich energieaufbauend arbeiten und regenerieren.

Das vegetative Nervensystem

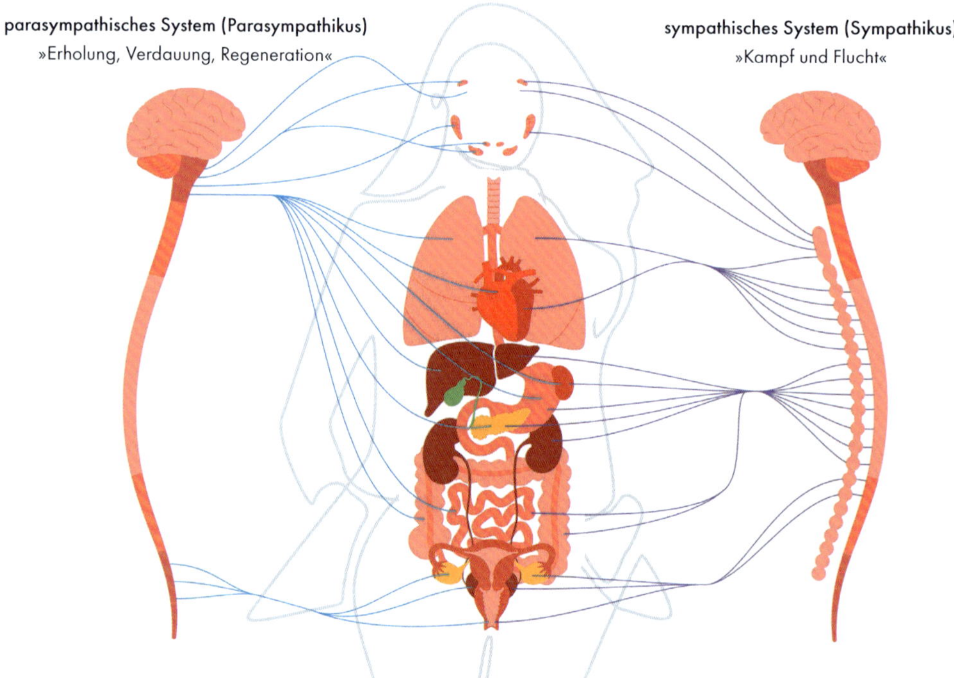

Ein großer Teil des parasympathischen Systems ist der Vagusnerv. Der Vagusnerv wird auch der 10. Hirnnerv genannt. Er entspringt also im Gehirn und versorgt Speiseröhre, Ohren, Herz, Lunge, Magen-Darm-Trakt und andere Organe wie Leber, Bauchspeicheldrüse und Nieren. Dabei steuert er deren Funktion maßgeblich und hat zum Beispiel zur Aufgabe, die

Herzfrequenz zu senken und die Atemfrequenz zu regulieren. Außerdem sorgt der Vagusnerv dafür, dass der Körper in eine Ruhephase eintritt, um Verdauungsprozesse in Gang zu bringen oder Entzündungsprozesse zu stoppen. Der Vagusnerv ist also an unserer Immunabwehr beteiligt.

Jetzt stelle ich mal provokant die Frage an alle sportlichen Frauen, die sagen: »Sport ist meine Zeit für mich, es ist meine Art der Entspannung.« Ja, Sport ist Zeit für dich, und die darfst du dir unbedingt nehmen. **Auch wenn wir Sport oft als Entspannung für den Kopf wahrnehmen, wir laufen den Kopf frei, so ist Sport niemals wirklich eine körperliche Entspannung, da er den Sympathikus aktiviert und nicht den Parasympathikus.** Es müssen also Alternativen her, die dein ohnehin spannungsgeladenes Nervensystem wieder in Balance bringen und damit auch deine Hormongesundheit regulieren. Wenn der Vagusnerv nicht aktiv genug, bzw. das parasympathische System nicht stimuliert genug ist, kann dies zu vielen unterschiedlichen körperlichen Reaktionen führen. Nennenswert sind hier Verdauungsstörungen, erhöhte Atem- und Herzfrequenz oder innere Unruhe. All diese Faktoren wirken sich wiederum auf die Hormongesundheit aus, und die Regenerationsfähigkeit des Körpers nach dem Training wird eingeschränkt. Das heißt, wenn dein Ziel lautet: regelmäßiger Zyklus, Gewichtsabnahme oder neue Trainingserfolge, dann ist es von absoluter Wichtigkeit, die Aktivierung des parasympathischen Systems über den Vagusnerv zu forcieren.

MASSNAHMEN, DIE DEN PARASYMPATHIKUS AKTIVIEREN

- Schlaf, Mittagsschlaf
- Ruhetage
- Meditation
- Yin-Yoga
- Heißes Wannenbad
- Verwendung einer Shaktimatte
- Atemübungen

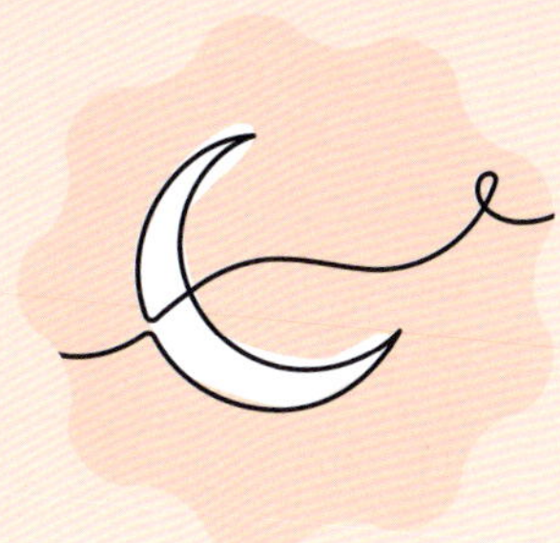

Andrea Klein, eine sehr schlaue Ärztin aus Frankfurt, mit ihrer Praxis für traumasensible Medizin, stellte in meinem Podcast einmal eine sehr wichtige Frage an die Hörerinnen: »Bist du entspannt oder bist du erschöpft?« Echte Entspannung fängt nämlich nicht erst hinter der Erschöpfung an, sondern weit vorher. Trotzdem leben viele Frauen so, als müssten sie erst richtig erschöpft von der Arbeit und vom Sport sein, um danach entspannen zu können. Dieses Konzept wird nicht funktionieren, denn es wird dich nicht ausreichend regenerieren. **Wenn der Sympathikus nämlich zu aktiv ist, kann es zu Schlafproblemen, Konzentrationsschwäche bis hin zu Herzrasen und Verdauungsproblemen kommen.**

Ein Nervensystem, das aus dem Gleichgewicht geraten ist, lässt sich aber wieder regulieren. Vor allem, wenn du Sport treibst, solltest du immer wieder etwas für deinen Parasympathikus tun. Hier sind einige Tipps, die dir helfen werden:

- Baue regelmäßig Ruhetage ein. Ruhetage sind entscheidend für ein erfolgreiches Training. Ohne erfolgt kein Trainingszuwachs. Mindestens ein bis zwei Ruhetage pro Woche!
- Achte auf ausreichende und ausgewogene Nahrung, die deinen Körper nährt und versorgt. Iss vor und nach dem Training, und hinterfrage das Nüchterntraining.
- Suche deine Stressoren: Was macht dir abseits vom Training aktuell am meisten Stress? Wie kannst du dies für dich verbessern?
- Verzichte am Abend auf Blaulicht von Laptop, Fernseher oder Handy. Hierfür gibt es Brillen mit Filter, oder du kannst es am Gerät selbst umstellen. Besser noch: Verzichte auf Bildschirme unmittelbar vor dem Zubettgehen, und steige auf Lesen oder Hörbücher um.
- Wenn du in deinen fruchtbaren Jahren bist: Nimm auch weniger starke Zyklusstörungen ernst. Dein Körper will dir damit sagen, dass er aus dem Gleichgewicht gekommen ist. Es ist deine Entscheidung, ob du zuhörst oder nicht. Sei dir aber bewusst, dass sich leichte Zyklusstörungen auch zu gravierenderen Hormonstörungen entwickeln können, wenn sie keine Aufmerksamkeit bekommen.

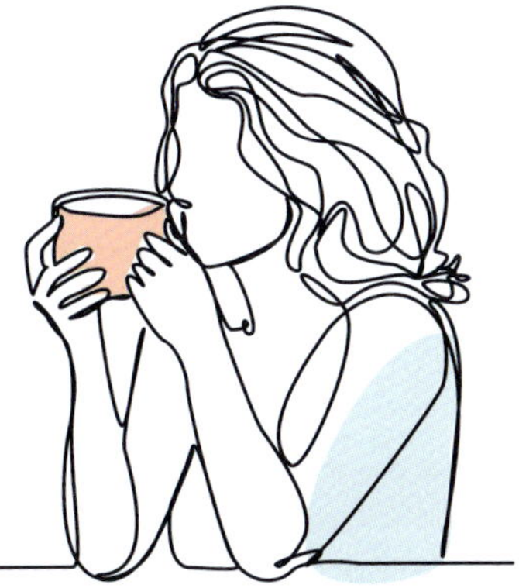

Kaffee versus Cortisolspiegel?

Wenn du dich bereits mit Hormongesundheit befasst hast, dann bist du sicher schon mal über die Problematik von Kaffee gestolpert. Der Verzicht auf Kaffee wird Frauen, die zu einem hohen Cortisolspiegel neigen, häufig angeraten. Wird der Verzicht auf Kaffee deine Zyklus- oder Hormonstörungen heilen? Lass uns einmal genauer in diese recht brisante Thematik einsteigen.

Ich selbst bin leidenschaftliche Kaffeetrinkerin. Vielleicht ist meine Meinung deswegen auch etwas eingefärbt. Nichtsdestotrotz gilt auch hier, das Problem möglichst differenziert zu betrachten. Kaffee hat aus sportlicher Sicht einige positive Effekte: Das enthaltene Koffein wirkt leistungssteigernd, kurbelt den Fettstoffwechsel an und verbessert die kognitive Leistung. Die im Kaffee enthaltenen Antioxidantien können entzündungshemmend wirken. Für Sportlerinnen sind das attraktive Nebeneffekte eines morgendlichen Kaffees.

Andererseits stimmt es, dass Kaffee die Ausschüttung von Cortisol erhöhen und somit zu Unregelmäßigkeiten im Menstruationszyklus, zu PMS oder einer Verschlechterung menopausaler Symptome führen kann.

Die Sicht auf Kaffee ist also weder schwarz noch weiß. Der Verzicht auf Kaffee kann für manche Frauen große Erleichterung bringen, was in der Theorie Sinn ergibt. In der Praxis erlebe ich dennoch oft, dass es nicht den gewünschten Effekt bringt oder der Verzicht auf Kaffee einfach ein zu großer Einschnitt in die eigene Lebensqualität ist. Keine Sorge: Wenn du deinen Kaffee genauso liebst wie ich, gibt es Lösungen, hormongesund Kaffee zu konsumieren, wobei wir im Hinterkopf behalten dürfen, dass er für unser Hormonsystem nie der beste Freund werden wird.

TIPPS FÜR KAFFEELIEBHABERINNEN

- Frühstücke, bevor du Kaffee trinkst, und verzichte auf deinen Kaffee auf nüchternen Magen. So steigt das Cortisol weniger stark an.
- Reduziere deinen Kaffeekonsum auf drei bis vier Tassen. (Ja, für einige ist das eine Herausforderung!)
- Trinke deinen letzten Kaffee am frühen Nachmittag.
- Wenn du am späten Nachmittag oder Abend Lust auf Kaffee hast, dann ersetze ihn durch koffeinfreien Kaffee, Malz- oder Zichorienkaffee (den mag dein Darm sehr gern!).

Prüfe die sozialen Medien

Wenn du wie ich oft auf sozialen Medien unterwegs bist, dann wirst du die Kaffeeproblematik, oder auch das Thema rund um Nüchternläufe, schon kennengelernt haben. Deswegen ist mir an dieser Stelle wichtig zu sagen, dass es für deine Hormongesundheit nicht »den einen Tipp« gibt, der auf einmal all deine Probleme löst. Viel eher geht es darum, die eigenen Potenziale zu erkennen und Routinen auszumerzen, die deiner Hormongesundheit schaden. Prüfe also jeden Tipp, den du von mir oder anderen auf sozialen Medien bekommst, auf die Richtigkeit für dich ganz persönlich.

Effektive Erholung

Als leidenschaftliche Sportlerin weiß ich, dass wir für unsere Erholung auch aktiv etwas machen wollen, auch wenn wir jetzt verstanden haben, dass das einfache Nichtstun tatsächlich einen positiven Effekt auf unsere Hormone haben wird. Ich möchte dir zum Abschluss noch drei Übungen mit auf den Weg geben, die dir dabei helfen, deinen Parasympathikus zu unterstützen. Am besten nimmst du dir abends 10 Minuten Zeit für deine Entspannung.

Vorher ist es aber absolut wichtig, eine Sache ganz klar zu betonen: **Keine Übung dieser Welt wird dir helfen, dein Nervensystem und damit deine Hormongesundheit zu regulieren, wenn du deine Ernährung nicht im Griff hast, im Übertraining bist oder dir Schlaf fehlt!** Diese drei Dinge darfst du zuerst für dich optimieren, bevor du beginnst, mit kleinen Helfern noch mehr für deine Regeneration zu tun.

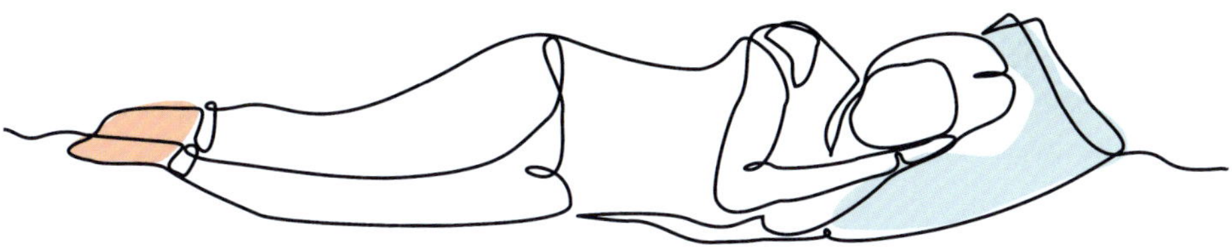

Die Bedeutung des Schlafens

Vor allem der Schlaf ist einer der wichtigsten Bausteine in deiner Hormongesundheit. Dürfte ich mich für eine Sache entscheiden, die ich jeder Frau wünsche, dann ist es ausreichender, guter Schlaf ... Und das ist gar nicht so einfach. Die Tatsache, ob du ausreichend schläfst, hat Einfluss auf dein Nervensystem und damit auf deine Verdauung, dein mentales Wohlbefinden, deine Regenerationsfähigkeit, deine Verletzungsanfälligkeit und deine Trainingsbereitschaft, um an dieser Stelle mal nur die wichtigsten Punkte für Sportlerinnen zu nennen.

Es gibt aber auch beim Thema Schlaf einige Dinge, die Frauen verkennen, oder – ich habe es ja nur schon hundertmal erwähnt – sich an allgemeinen Empfehlungen orientieren, die eigentlich nur für Männer ausgesprochen wurden.

Mittlerweile wissen wir, dass ein Schlafdefizit für Frauen größere Auswirkungen auf sportliche Leistungsfähigkeit hat und sie ein etwas höheres Schlafbedürfnis haben. Je nach Untersuchung benötigen Frauen 20–60 Minuten mehr Schlaf pro Nacht als Männer. Rechne dir jetzt mal zusammen, was passiert, wenn du jede Nacht nur 20 Minuten zu wenig schläfst: Da kommt in ein paar Monaten so einiges an Defizit zusammen, was sich höchstwahrscheinlich irgendwann in Zyklusproblemen, Stimmungsschwankungen oder anderen Problemen manifestiert. Es lohnt sich also, deinen Schlaf wirklich ernst zu nehmen!

Auch der Menstruationszyklus beeinflusst unser Bedürfnis nach Schlaf. **In der Lutealphase schlafen wir meist besser, sofern unser Zyklus gesund ist, wohingegen der Schlaf während der Menstruation leichter wird und wir auch in dieser Phase mit dem Gefühl erwachen können, zu wenig geschlafen zu haben.** Wenn du also zu den Frauen gehörst, die sich nach den empfohlenen sieben bis acht Stunden Schlaf nicht wirklich ausgeruht fühlen, erlaube dir doch mal, etwas mehr zu schlafen, und sieh, was dann passiert!

Was im ersten Moment einfach klingt, birgt oftmals große Herausforderungen: Frauen sind nämlich ebenfalls häufiger von Schlaflosigkeit betroffen als Männer – vor allem rund um die Menopause. PMS kann ebenfalls dazu führen, dass wir weniger gut durchschlafen, was die PMS-Symptome verschlimmern kann: Ein wahrer Teufelskreis – deshalb ist es so wichtig, dass wir das als hormongesunde Frauen auf dem Schirm haben!

TIPPS UND TRICKS RUND UMS SCHLAFEN

- Schlafe mindestens 7–9 Stunden pro Nacht, je mehr Sport du treibst, desto mehr Schlaf benötigst du!
- Reduziere Blaulicht (Handy, Fernseher, Laptop) vor dem Einschlafen.
- Magnesiumeinnahme am Abend kann den Schlaf verbessern.
- Verlege dein Training, wenn du bisher eher abends trainiert hast, und treibe lieber tagsüber Sport.
- Reduziere deinen Kaffee- und Koffeinkonsum am Nachmittag.
- Schlafe in der Lutealphase kühler (weil deine Körpertemperatur erhöht ist).
- Nimm dir 10 Minuten Zeit, und beende deinen Tag mit den Übungen, die ich dir jetzt vorstelle.

Die Sache mit dem Melatonin

Wenn du Probleme mit dem Durchschlafen hast, könntest du ja eigentlich einfach zu Melatonin greifen, oder? Immerhin ist es frei verkäuflich und hilft dir, in den Schlaf zu kommen …

Melatonin ist ein Hormon, das natürlicherweise von der Zirbeldrüse im Gehirn produziert wird. Bei der Regulierung des Schlaf-Wach-Rhythmus spielt es eine entscheidende Rolle. Naheliegend wäre also, dass wir dieses Hormon für besseren Schlaf einfach einnehmen, oder? Wie du gelernt hast, beeinflussen sich die meisten Hormondrüsen und Hormone gegenseitig, weshalb wir immer prüfen sollten, ob es wirklich sinnvoll ist, ein Hormon extern einzunehmen. Melatonin beeinflusst nämlich die Freisetzung einiger unserer Fortpflanzungshormone, wie z. B. Östrogen.

Sinnvoller wäre es meiner Meinung nach, bei Einschlafproblemen auf hormonfreie Supplemente wie Baldrian oder Lavendel zurückzugreifen.

Übungen zur Entspannung

Folgende Übungen können dir helfen, Stress zu reduzieren und in die Balance zu kommen:

Übung Wechselatmung

Die Wechselatmung aus dem Yoga hat eine beruhigende Wirkung auf das Nervensystem, weil sie den Parasympathikus und den Sympathikus harmonisiert und in Balance bringt. Die Wechselatmung hilft bei akuten Ängsten, innerer Unruhe und Anspannung!

Setze dich entspannt hin und schließe die Augen. Verschließe nun dein rechtes Nasenloch mit deinem Daumen und atme ein. Halte den Atem für einen kurzen Moment, verschließe währenddessen dein linkes Nasenloch mit deinem Ring- oder kleinen Finger und löse den Daumen vom rechten. Atme nun durch das rechte Nasenloch aus und wieder ein, halte den Atem wieder, und wechsle erneut die Seiten.

Führe die Übung so lange durch, bis du das Gefühl hast, dass deine Gedanken und deine Innenwelt langsam ruhiger werden, halte die Augen geschlossen, und atme noch ein paar Mal ganz bewusst und ruhig durch beide Nasenlöcher ein und aus. Nutze diese Atemtechnik als kleinen Alltagshelfer oder Notfallübung, wenn du dich gestresst fühlst. Oft sind es die kurzen Momente für uns selbst, die uns dabei helfen, wieder bei uns anzukommen und den Alltag anschließend leichter zu bewältigen.

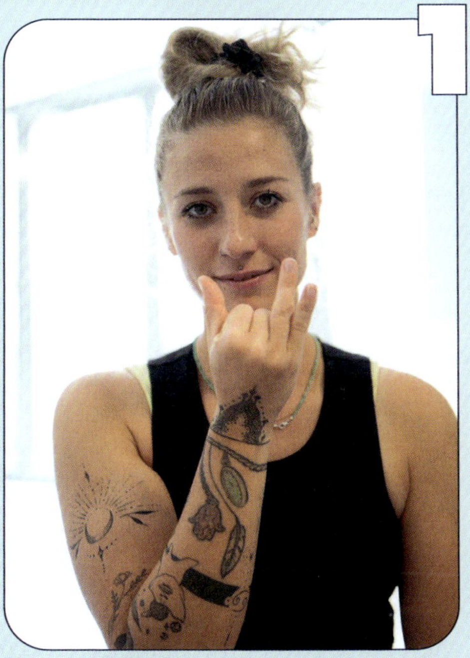
1

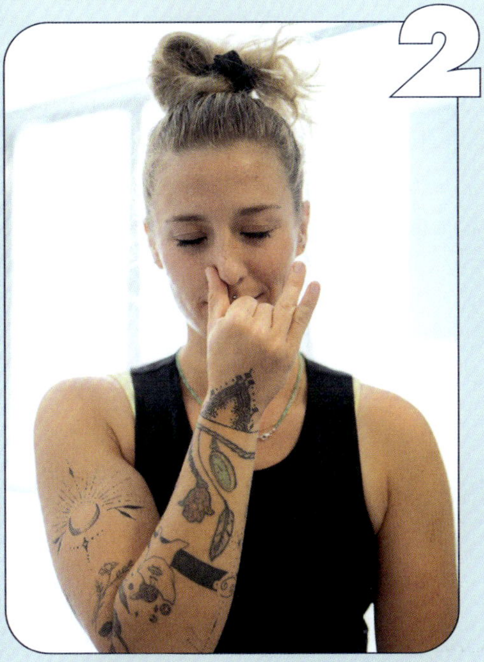
2

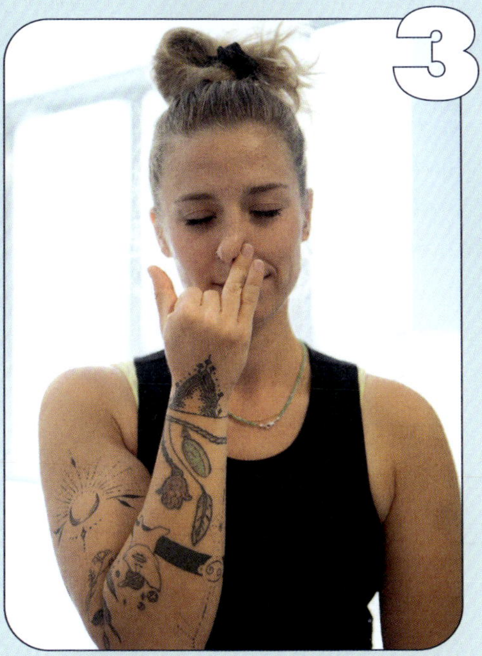
3

Übung Kehlkopfmassage

Der Vagusnerv verläuft vom Gehirn über unsere Ohren zum Kiefer in den Bereich des Kehlkopfs und von dort aus zu verschiedenen Organen. Stress verursacht bei vielen Menschen ein Gefühl von Spannung im Kehlkopf, der wohlbekannte »Kloß im Hals«. Die Selbstmassage des Kehlkopfs kann dabei helfen, unseren Vagusnerv zu aktivieren, wenn der Sympathikus mal wieder überhandgenommen hat.

Fasse mit dem Daumen an die eine Außenseite deines Kehlkopfs und mit den übrigen Fingern an die andere. Verschiebe deinen Kehlkopf nun mit leichtem Druck von links nach rechts. Die Massage sollte wohltuend und nicht schmerzhaft sein.

Eine ähnliche Wirkung hat es, wenn du dein Ohr innerhalb der Ohrmuschel (nicht im Gehörgang, sondern davor) mit deinem Zeigefinger mit leichtem Druck und in kreisförmiger Bewegung massierst. Da auch hier der Vagusnerv verläuft, kannst du diese Übung als Alternative zur Kehlkopfmassage durchführen, wenn dir diese unangenehm erscheint.

Beide Übungen sind wirklich leicht und in kurzer Zeit durchzuführen, können aber einen großen Einfluss auf deine Hormongesundheit und dein gesamtes Wohlbefinden haben.

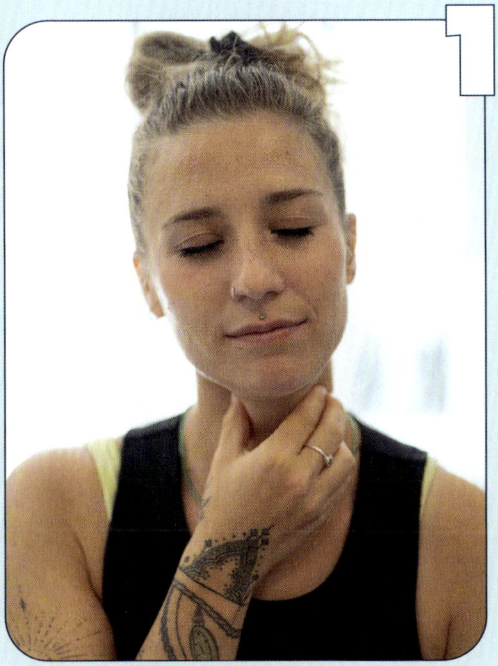
1

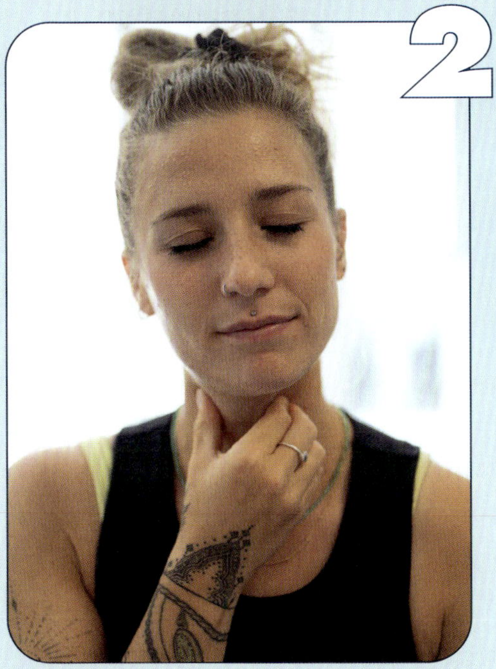
2

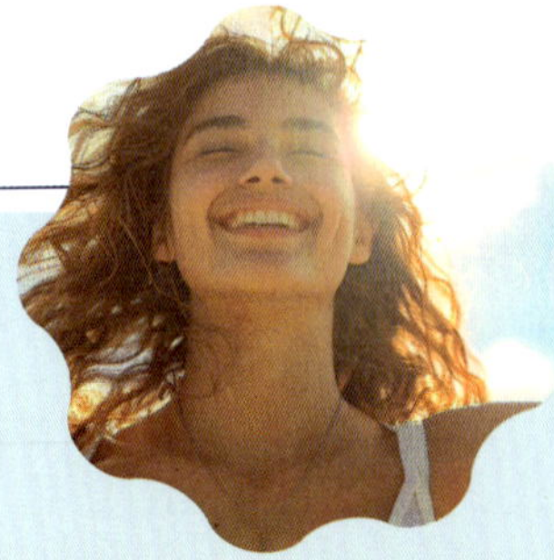

Hormone: Zusammenfassung und Ausblick

Um das Thema Regeneration und hormonelle Gesundheit zu einem Abschluss zu bringen, möchte ich dir Folgendes mit auf den Weg geben:

Unser Ziel sollte immer ein hormongesundes Leben sein. Vielleicht hast du aber beim Lesen des Buchs auch gemerkt, wie schwierig ein hormongesundes Leben für uns Frauen ist: Wir leben in einer Welt, die Zyklusbewusstsein und frauengerechten Sport noch nicht in Gänze versteht. Unsere Arbeitszeiten verlangen von uns, an manchen Tagen mehr zu geben, als wir können. Als Mütter liegt unser Fokus häufig nicht auf uns, sondern auf den Kindern.

Das hilft, um deine Hormongesundheit trotzdem in den Vordergrund zu stellen:

Sei ehrlich zu dir, und zwar wirklich ehrlich! Damit meine ich, dass du dein Leben einmal völlig wertfrei und offen betrachtest und dich fragst, was bei dir tatsächlich Stress auslöst. Ich erlebe häufig (auch bei mir selbst), dass wir uns nicht eingestehen wollen, was uns wirklich daran hindert, hormongesund zu leben. Ich höre dann so was wie: »Aber andere kriegen das doch auch hin«, »Ich esse ja eigentlich gesund, wenn ich Zeit dafür habe« oder »Ich will mir nicht eingestehen, dass der Trainingsumfang für meinen vollen Alltag zu viel ist«. **Jede Person nimmt Stress ganz anders wahr, und er kann sich erst dann für dich lösen, wenn du ihn erkennst und für dich neue Wege beschreitest, um damit umzugehen.** Vielleicht kannst du dir Unterstützung holen. Vielleicht merkst du, dass du mit weniger Training bessere Erfolge feierst. Vielleicht weißt du eigentlich, dass du deine Ernährung an dein Sportpensum anpassen musst. Ich habe auch immer gedacht, als Coach müsste ich meine Themen besser im Griff haben als alle anderen und habe mich total gestresst, als ich gemerkt habe, dass ich Unterstützung benötigte. Seitdem ich genauer hingesehen und mir für meine ganz privaten Themen Unterstützung geholt habe, merke ich Tag für Tag, wie sich der Stress langsam reduziert.

Hormongesund sollte leichter sein

Wir lernen es einfach nicht, und deswegen dauert es länger, den eigenen Körper mit all deinen Bedürfnissen zu verstehen. Bitte mach dir mit deiner eigenen Hormongesundheit keinen Druck, sondern sei erst einmal Beobachterin deines Körpers.

Es geht gar nicht so sehr darum, von nun an immer einen perfekten Zyklus oder – je nach Lebensphase – keine menopausalen Beschwerden zu haben. Viel eher geht es darum, unsere Hormone als Kompass zu verstehen. Wenn du es mit den Tipps in diesem Buch zum Beispiel geschafft hast, dein PMS für dich zu lösen und in ein paar Monaten tritt es wieder auf, dann sei nicht wütend über deinen Körper, sondern arbeite mit ihm zusammen. Sicher will er dir nur mitteilen, dass es gerade etwas in deinem Leben gibt, das mehr Beachtung benötigt und wo du mal wieder hinschauen darfst. Unser Hormonsystem ist meiner Meinung nach das größte Geschenk, was wir bekommen haben, denn wir besitzen die Möglichkeit, Dysbalancen in unserem Leben zu erkennen, bevor wir uns im Sport verletzen oder chronisch krank werden. Unsere langfristige Gesundheit ist das Wichtigste, was wir forcieren können, und häufig fällt es uns schwer, das ganze Bild direkt zu sehen. Ich sehe das mittlerweile so: **Was sind ein paar Monate mit weniger Sport im Vergleich zu einem Leben, in dem ich ab sechzig mit den Folgen von Osteoporose leben müsste?** Oder, wenn dir Sport schwerfällt, was sind drei Krafttraining-Sessions pro Woche im Vergleich zu menopausalen Symptomen ab vierzig? Es geht immer um die Perspektive.

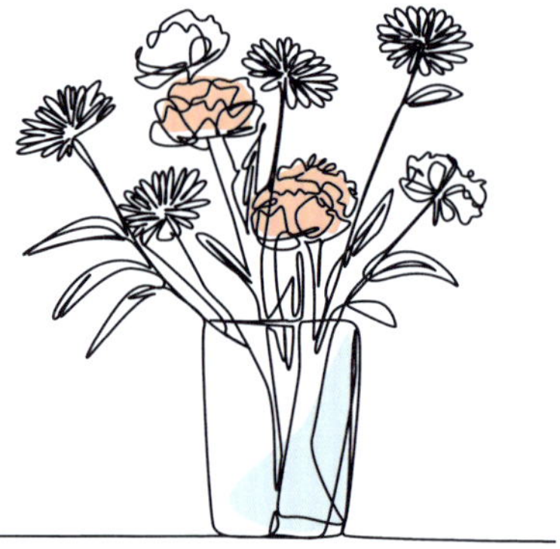

Dein Fünf-Schritte-Plan in ein hormongesundes Leben

Es ist mir ein Anliegen, dass du die Inhalte der vorangegangenen Seiten gut und sicher in die Praxis umsetzen kannst. Für viele Frauen ist das allerdings gar nicht so einfach. Die Wahrheit lautet: Das ist es auch oft nicht! Wir dürfen Überzeugungen über gutes Training, Abnehmen und Ernährung neu lernen, um als Frau wirklich in unsere volle Kraft zu kommen. Vielleicht hast du das Buch gelesen und fühlst dich mit dem neuen Wissen überfordert und fragst dich, wo genau du jetzt anfangen sollst, um dein Training und deine Ernährung hormongesund zu gestalten. Hierfür habe ich dir einen Fünf-Schritte-Plan ausgearbeitet, der dir dabei helfen wird, mit Leichtigkeit in dein neues sportliches Leben zu starten. Wir kennen alle die »superleichten« Morgen-Routinen, die unser Leben verbessern sollen, und wissen, dass dafür der Wecker um 4:30 Uhr klingeln müsste, damit wir Yoga, Meditation, Zitronenwasser-Trinken und ein gutes Frühstück schaffen würden. Meine ernsthafte Anerkennung an all diejenigen, die das in ihren Alltag integrieren können. Ich kann es nicht und glaube auch nicht, dass solche Routinen praktikabel für die meisten von uns sind, mal ganz davon abgesehen, dass wir zusätzlich noch acht Stunden Schlaf bekommen wollen.

Hier kommt also ein Fünf-Schritte-Plan, der realistisch umsetzbar ist, nicht länger als 5–10 Minuten am Tag verlangt und dein Leben wirklich positiv bereichern wird.

Für alle schwangeren und menopausalen Frauen unter euch: Ihr dürft den ersten Schritt ignorieren.

Schritt 1: Dein Wecker klingelt, und das Erste, was du morgens tust, ist, deine Basaltemperatur zu messen und den Wert zu notieren (Näheres ab Seite 106).

Schritt 2: Du beginnst deinen Tag mit einem proteinreichen, kohlenhydratmoderaten Frühstück, spätestens 30 Minuten nach dem Aufstehen (Näheres Seite 54).

Schritt 3: Nach dem Sport isst du spätestens 45 Minuten nach Ende deiner Einheit eine Kleinigkeit (siehe Seite 67).

Schritt 4a: Nimm dir nach Feierabend 5 Minuten Zeit und mache einen kleinen Check-up. Du kannst die Tabelle dafür nutzen.

Tages-Check-up

Für alle Frauen mit Zyklus kann sich nach ein paar Monaten ein Muster ergeben, das dich bei deiner Trainingsplanung unterstützt. Notiere dafür deinen Zyklustag und deine Basaltemperatur, und beantworte die drei unten stehenden Fragen, indem du eine Zahl zwischen 1 (sehr herausfordernd) und 5 (grandios) ankreuzt:

Zyklustag:					
Basaltemperatur:					
	1	**2**	**3**	**4**	**5**
Wie war dein Tag?					
Wie war das Training?					
Wie fühlst du dich?					

Schritt 4b: Praktiziere danach für 3–5 Minuten die Wechselatmung oder Kehlkopfübung (optional für alle Frauen mit Zyklus, denn ihr habt ja am Morgen schon 3–5 Minuten in eure Hormongesundheit investiert, weil ihr Temperatur gemessen habt; für alle ohne Zyklus ist das euer vierter Schritt am Tag).

Schritt 5: Beende deinen Tag mit möglichst wenig Blaulicht (Fernseher, Handy …) und lies vielleicht lieber ein paar Seiten. Hier ein Tipp für alle Serienjunkies (ja, mir fällt dieser Punkt auch am schwersten): Es gibt sogenannte Blaulicht-Filterbrillen, die du tragen kannst, um dein Nervensystem und deinen Tag-Nacht-Rhythmus zu unterstützen. Zwar sind deren Wirkungen individuell sehr unterschiedlich, aber einen Versuch ist es auf alle Fälle wert.

Ein Wort zum Schluss

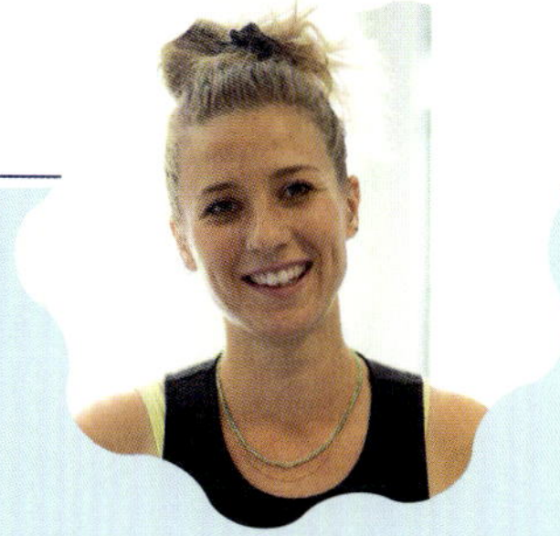

Ich hoffe, ich habe dein Training mit diesem Buch etwas auf den Kopf gestellt. Vielleicht habe ich dich aber auch darin bestärkt, dass du vieles bereits richtig machst und auf einem guten Weg »läufst«. In beiden Fällen bedanke ich mich, dass du dir die Zeit genommen und sie in meine Überlegungen und Überzeugungen investiert hast.

Ich bin seit mehreren Jahren im Bereich der Frauengesundheit tätig und erlebe in den letzten ein bis zwei Jahren einen regelrechten Aufschwung des Themas. Ich hoffe, dass das keine Phase, sondern eine lang anhaltende Veränderung im Sport ist. Es braucht den Mut von vielen Frauen, sich aus den aktuell geltenden Normen zu lösen und mit ihrem Körper zu experimentieren und neue Erfahrungen zu machen. Vielleicht möchtest du dieses Buch jetzt an eine Freundin weitergeben, von der du glaubst, dass sie von dem Wissen profitieren kann.

Ich wünsche mir, dass du aus diesem Buch mitnimmst, dass es okay ist, dass Frauen im Sport andere Wege gehen und dass das auf das Konto einer langwierigen Gesundheit einzahlt. Egal, ob du dieses Buch mit Mitte zwanzig oder mit sechzig gelesen hast, ich bin mir sicher, du kannst deinen Fokus verändern und deine Hormongesundheit jetzt besser berücksichtigen.

Mein Wunsch ist es, dass du, mit Wissen gestärkt, in einen selbstwirksamen Trainingsalltag startest und deine Entscheidungen von nun an aufgeklärt triffst. Nicht mehr und nicht weniger verstehe ich im Sport unter dem Begriff *Female Empowerment*.

Am Ende des Tages bedeutet ein hormongesundes Leben ein langes und gesundes Leben mit weniger Volkskrankheiten wie Osteoporose, Insulinresistenz, Diabetes oder Herz-Kreislauf-Erkrankungen. Es ist also immer ratsam, nicht nur den Moment zu sehen, sondern dein Leben als Produkt vieler keiner Entscheidungen anzuerkennen. Ich hoffe, deine Entscheidung für ein frauenspezifisches Training ist gefallen.

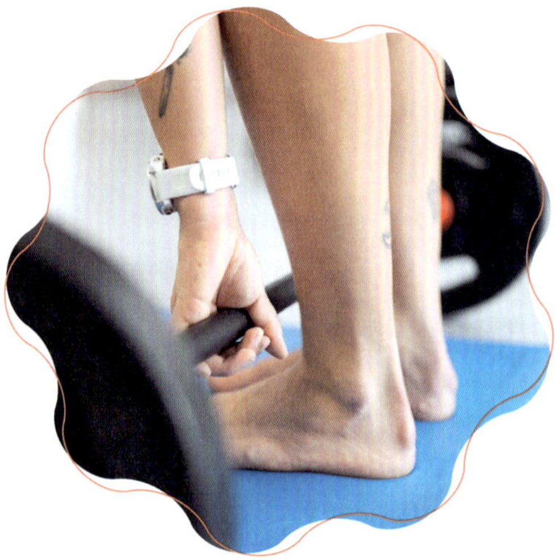

Wenn du hier angekommen bist, dann bleibt jetzt möglicherweise noch eine Frage, die dir sofort in den Kopf schießt: Wo fange ich an?

Die Frage ist berechtigt, denn ich habe kein Buch für die eine bestimmte Lebensphase geschrieben, sondern ein Buch für alle Frauen, das sie hoffentlich viele Jahre begleiten darf. Der einzige Haken an dieser Idee ist: Du weißt jetzt vielleicht mehr, als du wissen wolltest, und bist unsicher, wie du am besten mit der Trainingsumstellung startest. Die Antwort: Mach es dir so leicht wie möglich!

Generell rate ich dir, da zu starten, wo du gerade stehst. Frage dich also ehrlich: Was ist die größte Herausforderung in meinem Training?

Ist es der Wunsch danach, endlich mit dem Sport anzufangen? Dann bist du gut beraten, deinen Fokus zunächst auf die weibliche Physiologie (ab Seite 17) und auf die Grundlagen von gutem Training (ab Seite 64) zu legen.

Bist du Vollblut-Sportlerin, aber von Zyklus- oder Hormonstörungen geplagt? Dann lies dir noch einmal die Schritte für ausbleibende Periode (ab Seite 129) und das Kapitel »Regeneration und Stressmanagement« (ab Seite 162) durch.

Vielleicht bist du aber auch schon in der (Peri-)Menopause und möchtest Gewicht verlieren. Somit wäre dein Startpunkt eher das Krafttraining (ab Seite 69) und Ernährung (ab Seite 52) in Kombination mit dem Wissen rund um die Menopause (ab Seite 150).

Egal, wo du gerade stehst und was dein langfristiges Ziel ist: Ich wünsche dir viel Erfolg in deinem Training und vor allem viel Spaß beim Ausprobieren!

SHARING IS CARING!

Gern darfst du deine AHA-Momente mit deinen Liebsten teilen und dazu beitragen, dass Frauen in Zukunft in sportwissenschaftlichen und medizinischen Studien stärker berücksichtigt werden.
Wenn du deine größte Erkenntnis bei Social Media teilen möchtest, verwende doch den Hashtag #frauentrainierenanders, und sei Teil der Bewegung!

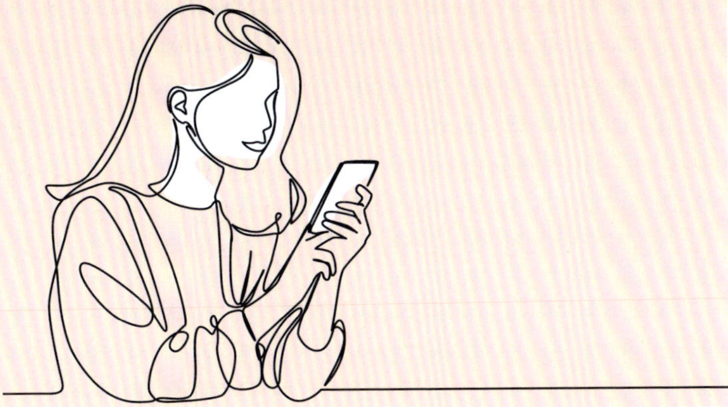

Danksagung

Ich danke in erster Linie dir, dass du dir die Zeit genommen hast, deinen Körper auf eine neue Art kennenzulernen, und bereit warst, deine Prinzipien an der ein oder anderen Stelle zu verwerfen und neu zu denken.

Die Bilder und Videos in diesem Buch sind mit der talentierten Fotografin Charlotte Bösling entstanden, der ich für ihre Geduld und ihre wunderbare Arbeit danken möchte. Die Zusammenarbeit mit ihr war eine wahre Bereicherung für dieses Buch. Außerdem möchte ich meiner Kollegin Jennifer Gutwald danken, die sich ebenfalls für frauenspezifisches Training stark macht und vor allem im Kraftsport und in der Ernährungsberatung für Frauen tätig ist. Von ihr habe ich in den letzten Jahren viel gelernt und mit ihr zusammen unser beider Wissen stetig erweitert. Ich bin froh, eine so sympathische, kluge Gleichgesinnte an meiner Seite zu wissen.

Mein besonderer Dank geht an das gesamte Team des Mankau Verlags, insbesondere an Raphael Mankau für die engmaschige Betreuung, Julia Feldbaum für das gelungene Lektorat, Andrea Janas für das hübsche Cover und an Lydia Kühn, die das Buch so wunderschön gestaltet hat. Danke, dass ich mit euch die Möglichkeit bekommen habe, dieses Buch zu schreiben!

Ein letzter Dank geht an all die Athletinnen, die ich in den letzten Jahren begleiten durfte: an die von euch, die sich vor vielen Jahren auf ein Experiment eingelassen haben und frauenspezifisches Training ausprobiert haben, aber auch an die treuen Kundinnen, die mir ihr Vertrauen geschenkt haben, in meinen Coachings waren oder wöchentlich zu meinem Laufkurs in Marburg kommen. Allen voran danke ich Lena, Joëlle, Sabine, Anika und Marie, deren Fallbeispiele ich im Buch zur Verdeutlichung meiner Argumente nutzen durfte. Nur dank dieser Unterstützung konnte meine Selbstständigkeit langsam wachsen und mich an den Punkt bringen, an dem ich ein Buch schreiben und mein Wissen mit noch sehr viel mehr Frauen teilen darf. Für diesen Weg bin ich sehr dankbar.

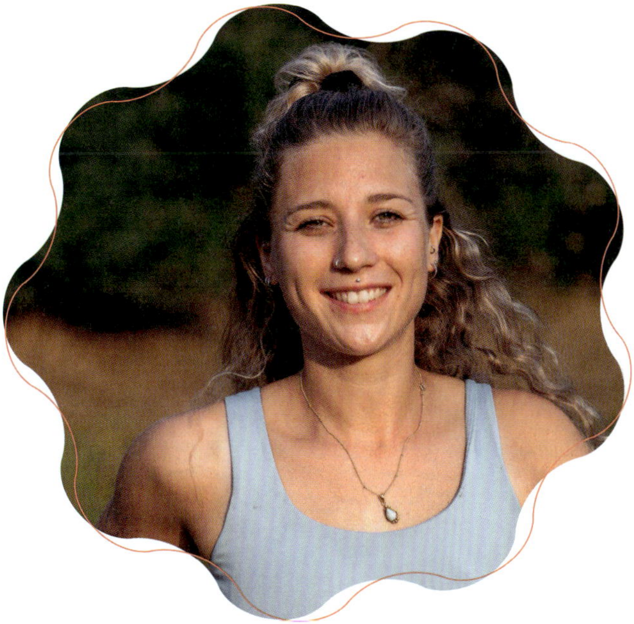

Weiterführende Ressourcen und Literatur

American Council on Exercise. (o. D.). What are the guidelines for percentage of body fat loss? https://www.acefitness.org/education-and-resources/lifestyle/blog/112/what-are-the-guidelines-for-percentage-of-body-fat-loss/ (abgerufen am 17.2.2025)

American College of Sports Medicine. (2018). ACSM's guidelines for exercise testing and prescription (10th ed.). Lippincott Williams & Wilkins

Barlow, A., Blodgett, J. M., Williams, S., Pedlar, C. R., & Bruinvels, G. (2024). Injury incidence, severity and type across the menstrual cycle in female footballers: A prospective three season cohort study. Medicine and Science in Sports and Exercise

Beck, H., Anastasiadou, S., & Meyer zu Reckendorf, C. (2018). Das Nervensystem. In Faszinierendes Gehirn (pp. 1-18). Springer, Berlin, Heidelberg. https://doi.org/10.1007/978-3-662-54756-4_1

Beral, V., Banks, E., Reeves, G., et al. (2003). Breast cancer and hormone-replacement therapy in the Million Women Study. The Lancet, 362(9382), 419–427. https://doi.org/10.1016/S0140-6736(03)14065-2

Bucksch, J., & Schlicht, W. (2010). Reduziert sich das Mortalitätsrisiko sowohl für normal- als auch übergewichtige Personen durch körperliche Aktivität? German Journal of Sports Medicine, 61(3), 71–77

Cowley, E. S., Olenick, A. A., McNulty, K. L., & Ross, E. Z. (2021). »Invisible sportswomen«: The sex data gap in sport and exercise science research. Women in Sport and Physical Activity Journal, 29(2), 146–151. https://doi.org/10.1123/wspaj.2021-0028

Elliott-Sale, K., & Pitchers, G. (2019). Considerations for coaches: Training female athletes. Professional Strength & Conditioning, (55), 19–30. http://irep.ntu.ac.uk/id/eprint/41203

Frampton, J. E., Edinburgh, R. M., Ogden, H. B., Gonzalez, J. T., & Chambers, E. S. (2021). The acute effect of fasted exercise on energy intake, energy expenditure, subjective hunger and gastrointestinal hormone release compared to fed exercise in healthy individuals: A systematic review and network meta-analysis. International Journal of Obesity, 46(2), 255–268

Freemas, J. A., Baranauskas, M. N., Constantini, K., Constantini, N., Greenshields, J. T., & Mickleborough, T. D. (2021). Exercise performance is impaired during the midluteal phase of the menstrual cycle. Medicine and Science in Sports and Exercise, 53(2), 442–452. https://doi.org/10.1249/MSS.0000000000002464

Gao, M., Zhang, H., Gao, Z., et al. (2022). Global and regional prevalence and burden for premenstrual syndrome and premenstrual dysphoric disorder: A study protocol for systematic review and meta-analysis. Medicine (Baltimore), 101(1), e28528. https://doi.org/10.1097/MD.0000000000028528

Gordon, B. R., McDowell, C. P., Lyons, M., et al. (2018). The effects of resistance exercise training on anxiety: A meta-analysis and systematic review of randomized controlled trials. Sports Medicine

Ji, H., Gulati, M., Huang, T., et al. (2024). Sex differences in association of physical activity with all-cause and cardiovascular mortality. Journal of the American College of Cardiology, 83(8), 783-793 https://doi.org/10.1016/j.jacc.2023.12.019

Liu-Ambrose, T., Nagamatsu, L. S., Voss, M. W., et al. (2010). Resistance training and executive functions: A 12-month randomized controlled trial. Archives of Internal Medicine

Management of Premenstrual Disorders: ACOG Clinical Practice Guideline No.7. (2023). Obstetrics and gynecology, 142(6), 1516–1533. https://doi.org/10.1097 AOG.0000000000005426

Mendonca, G., Matos, P., & Correia, J. M. (2020). Running economy in recreational male and female runners with similar levels of cardiovascular fitness. Journal of Applied Physiology, 129(3), 508–515

Pacheco, D. (2024). Do women need more sleep than men? Sleep Foundation. https://www.sleepfoundation.org/women-sleep/do-women-need-more-sleep-than-men (abgerufen am 12.2.2025)

Reusser, M., Sousa, C. V., Villiger, E., et al. (2021). Increased participation and decreased performance in recreational master athletes in »Berlin Marathon« 1974–2019. Frontiers in Physiology. https://doi.org/10.3389/fphys.2021.631237

Schultz, J. (2022). Wenn die Periode trotz gesunden Lebensstils ausbleibt. Komplett Media, München

Strickland, J., & Smith, J. (2014). The effects of resistance training on stress and anxiety. Journal of Strength and Conditioning Research

Syamsudin, F., Wungu, C. D. K., Qurnianingsih, E., & Herawati, L. (2021). High-intensity interval training for improving maximum aerobic capacity in women with sedentary lifestyle: A systematic review and meta-analysis. Journal of Physical Education and Sport (JPES), 21(4), 1788–1797

Wise, L. A., Rothman, K. J., Mikkelsen, E. M., Sorensen, H. T., Riis, A., & Hatch, E. E. (2012). A prospective cohort study of physical activity and time to pregnancy. Fertility and Sterility, 97(5), 1136–1142

Endnoten

1 Cowley, E. S., Olenick, A. A., McNulty, K. L., & Ross, E. Z. (2021). »Invisible sportswomen«: The sex data gap in sport and exercise science research. Women in Sport and Physical Activity Journal, 29(2), 146–151. https://doi.org/10.1123/wspaj.2021-0028

2 Gao, M. et al., 2022

3 Zhang, G.-Q., Chen, J.-L., Luo, Y., Mathur, M. B., Anagnostis, P., Nurmatov, U., Talibov, M., Zhang, J., Hawrylowicz, C. M., & Huang, T. (2021). Menopausal hormone therapy and women's health: An umbrella review. PLOS Medicine, 18(8), e1003731. https://doi.org/10.1371/journal.pmed.1003731

4 Vgl. Frampton, J. E. et al., 2021

5 Ji, H., Gulati, M., Huang, T., et al. (2024). Sex differences in association of physical activity with all-cause and cardiovascular mortality. Journal of the American College of Cardiology, 83(8), 783–793 https://doi.org/10.1016/j.jacc.2023.12.019

6 Hottenrott, L., Möhle, M., Ide, A., Ketelhut, S., Stoll, O., & Hottenrott, K. (2021). Recovery from different high-intensity interval training protocols: Comparing well-trained women and men. Sports, 9(3), 34.

7 Mendonca, G. et al., 2020

8 Williams, S., Pedlar, C. R., & Bruinvels, G. (2024). Injury incidence, severity and type across the menstrual cycle in female footballers: A prospective three season cohort study. Medicine and Science in Sports and Exercise

Register

Unsere Buchtipps!

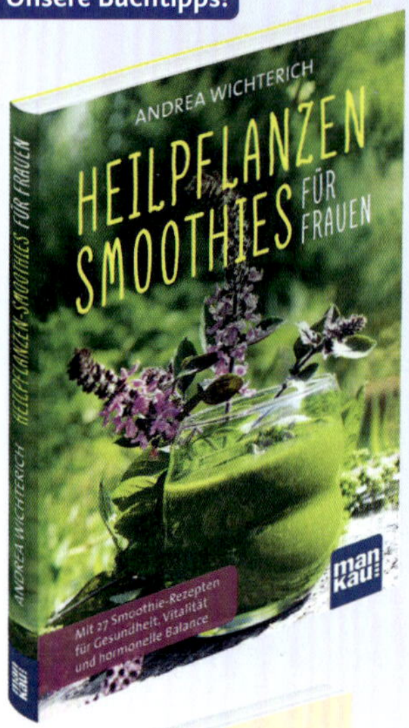

Andrea Wichterich

Heilpflanzen-Smoothies für Frauen

Mit 27 Smoothie-Rezepten für Gesundheit, Vitalität und hormonelle Balance

15,95 € (D) | 16,40 € (A)
ISBN 978-3-86374-326-0 · 159 Seiten

»Ausführliche Hintergrundinformationen zu essentiellen frauenheilkundlichen Themen, die Darstellung von 87 Heilpflanzen und ihren vielfältigen Anwendungsmöglichkeiten sowie 27 leckere Smoothie-Rezepte zur Heilung, Entgiftung und für besondere Lebensphasen (Schwangerschaft, Klimakterium) erwarten Sie in diesem tollen Buch von Andrea Wichterich. (...) Wertvoll für alle Mädchen und Frauen, die gesünder werden oder gesund bleiben wollen.« Paracelsus-Magazin

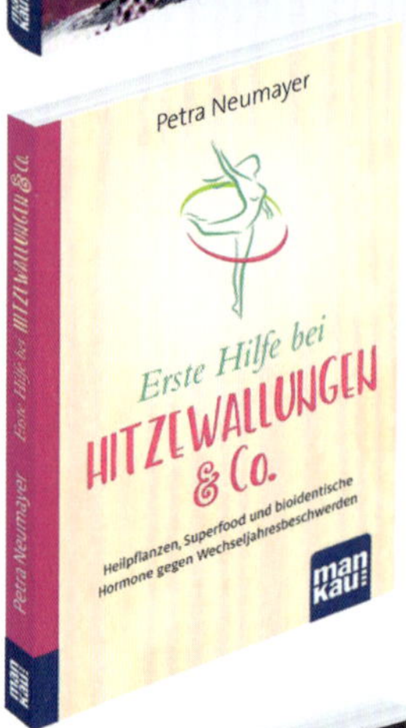

Petra Neumayer

Erste Hilfe bei Hitzewallungen & Co.

Heilpflanzen, Superfood und bioidentische Hormone gegen Wechseljahresbeschwerden

8,99 € (D) | 9,20 € (A)
ISBN 978-3-86374-435-9 · 127 Seiten

»In diesem kleinen Büchlein steht wahnsinnig viel Wichtiges drin, was Sie in dieser kompakten Form kaum anderswo finden.« Netzwerk Frauengesundheit

»Ein kleiner Ratgeber, voll gepackt mit hilfreichen Informationen, klar und übersichtlich aufgebaut und hübsch aufgemacht. Fazit: außen klein, innen groß, ein fantastischer Ratgeber. Absolut empfehlenswert!« Spirit live & Schirner Magazin

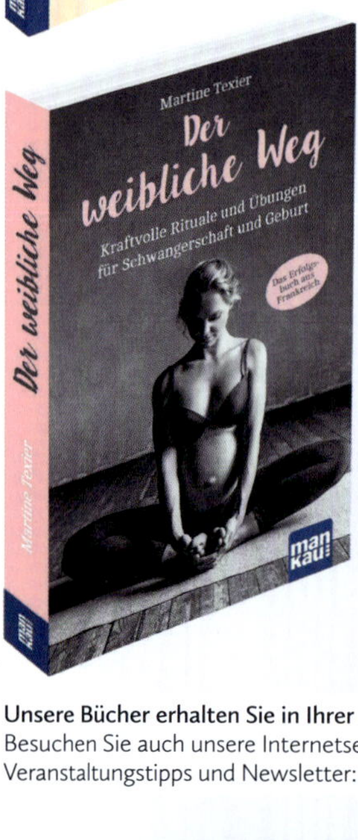

Martine Texier

Der weibliche Weg

Kraftvolle Rituale und Übungen für Schwangerschaft und Geburt

15,95 € (D) | 16,40 € (A)
ISBN 978-3-86374-481-6 · 302 Seiten

»(...) für Frauen mit einem ausgeprägten Körperbewusstsein, mit der Bereitschaft, sich mit ihrem Körper und den Vorgängen intensiver zu beschäftigen und selbstbestimmt diesen Weg zu gehen – eine gute Möglichkeit, sich auf die Zeit der Schwangerschaft, die Geburt, das Gebären und die Zeit danach intensiv vorzubereiten und einzulassen. (...) Ein durchaus anregendes Buch.« Hebammenforum

Unsere Bücher erhalten Sie in Ihrer Buchhandlung!
Besuchen Sie auch unsere Internetseite mit Bestellmöglichkeit, Autorenvideos, Leseproben, Veranstaltungstipps und Newsletter: **www.mankau-verlag.de**